フロレンス・ナイチンゲール

看護小論集

——健康とは病気とは看護とは——

Florence Nightingale
Selected
Short Writings on Nursing

訳—薄井坦子
小玉香津子
田村真
山本利江
和住淑子
小南吉彦

現代社

訳者まえがき

私たちは、これまで四半世紀以上にわたって、ナイチンゲールの『看護覚え書』をはじめとする多くの論考を通して、看護を実践するうえでの不撓の原理を学んできた。そして、二一世紀こそ、ナイチンゲールが熱望していた、すべての人がうまく生きる、社会の実現を目指そうと、期待と意気込みをもって新しい世紀を迎えた。

ところが二一世紀になった年の二〇〇一年九月一一日、世界中が激しい衝撃に見舞われることになった。アメリカ同時多発テロという現実に直面して、自分たちが信じる正義と正義が鋭く対立する状況においては、かけがえのない自己の生命をも投げ出せるのが人間なのだと、あらためて考え込んだ人も多いのではなかろうか？

ところで、驚くべき行動を決断した人間が、もし受け手の立場にわが身をおいて起こるであろう事態を思い描いたとしたら、果たして迷いは生じないものであろうか？

「二〇世紀が〈事実〉の時代とはならず、〈事実〉を離れた狂信の時代になってしまう危険を、私は感じています」

この言葉は、ナイチンゲールが一八九七年六月に看護婦訓練学校の見習生に贈った書簡のなかにある言葉である。同じ書簡のなかで、彼女は「二〇世紀は〈言葉〉の世紀となるのでしょうか？　断じてそんなことのありませんように」とも述べている。

私たちは、ナイチンゲールが危惧したとおりに、二〇世紀が狂信の時代となり〈言葉〉の世紀になってしまったという反省のうえにたって、二一世紀こそ、〈事実〉を見据え、〈言葉〉ではなく、自己の五感情像を働かせながら実践する看護職者が人々の身近かにいて働く地域社会の実現を願ってきた。一九九〇年にはわが国でも看護の日が制定され〈看護の心をみんなの心に〉というスローガンを浸透させるイベントがくりひろげられた。その後九〇年代には看護教育の四年制化が進み、保健医療福祉関係者が増え、また介護保険法の施行によってケアの実践家も一段と増加した。これらは、人々の健康に対する関心が深まり、ケアへのニーズが量質ともに高まってきたことへの社会的な対応ではあるが、人間が人間に関わることの本質的な意味とその訓練について、ナイチンゲールからもっと学んでほしいと願う気持ちが本書に結実した。

ナイチンゲールは『看護覚え書』を、一般女性向け、看護婦向け、労働者向けと三種類に書き分けて、よいケアが実践されることを願っただけでなく、よいケアを提供するには訓練が必要であること、訓練されたナースがよい仕事をするには組織管理的な条件が重要であること、さらには人々の生活の場に出向いて個別なケアを展開することの重要性に至るまで、実態を調査して具体的な制度化を提言するなど、数多くの論考をまとめている。これらのなかの主な三〇篇は『ナイチンゲール著作集・全三巻』に収録されているが、今回はこのうち第二巻に収載されている、看護に直接論及した小論考七篇と、編訳当時に入手していなかった二つの文献を加えて、ナイチンゲールが『看護覚え書』を三種類も刊行した看護実践への熱意について、看護を大切に思う多くの人々に学んでいただきたいと願った。本書を直接手にとって、ナイチンゲールが生きた時代性を前提に、すべての人がうまく生きる社会の実現に向けて何が求められているのか、みなさんの心身に刻み込まれているさまざまな体験に照らしながら対話していただきたいと念じている。

二〇〇二年四月

訳者代表　薄井　坦子

目次

凡　例

本文中に使用した記号について

*（　）は原著の括弧である。

*原著のなかのイタリック書体の部分は《　》のなかに入れて表わした。

*原註については、本文行間に*印を入れ、当該段落に続いて、割註として入れた。

*〔　〕のなかの欧文は、原文を示す。原則として小文字で入れたが、特に原著が大文字を使っている場合に限って、大文字で入れた。

*〔　〕のなかの和文は、訳者が補ったものである。

*訳註は、行間に(1)(2)…を入れ、当該見開きの左端に脇註とした。

*本文に、段落番号を付した。これは原著にはないが、読者の便宜を考慮して付したものである。

一、病人の看護　一八八二年

病人の看護――医学博士リチャード・クウェイン准男爵の編集による「内科学辞典」から転載した論文

1　ここでは本来の看護〔nursing proper〕について、つまり病人やけが人の看護について述べよう。予防的看護や衛生的看護あるいは健康な子供の看護などについては述べない。

2　看護は、内科医や外科医の科学的な指導のもとに、ふつう女性によって行なわれている。看護とは、健康を回復し、または保持し、病気や傷を予防し、またはそれを癒《いや》そうとする自然[1]〔Nature〕の働きに対して、できるかぎり、〔それを受け入れる〕条件の満たされた最良の状態に私たち人間を置くことである。内科医や外科医はこのような条件を指示する――看護婦はそれを実現する。健康とは、単に元気であることだけでなく、自分が使うべく持っているどの力をも充分に使いうる状態である。病気や疾病《しっぺい》とは、健康を阻害《そがい》してきたいろいろな条件からくる結果や影響をとり除こうとする自然の〔働きの〕過程

（1）自然〔Nature〕。この場合の「自然」は、いわゆる「大自然」ではなく、生命体のなかに宿る自然、すなわち精妙精緻をきわめる生命の働きを指す。

である。癒そうとしているのは自然であり、私たちは自然の働きを助けなければならないのである。自然は病気という現われによって癒そうと試みているが、それが成功するか否《いな》かは、部分的には、いやおそらく全面的に、どうしても看護のいかんにかかってこざるをえない。したがって、看護とは、患者が生きるよう援助することであり、《訓練》[2]とは、患者が生きるように援助することを看護婦に教えることにほかならない。看護はひとつの芸術〔an art〕であり、それは実際的かつ科学的な、系統だった訓練を必要とする芸術である。というのは、看護は内科学や外科学や衛生学に熟練した、僕《しもべ》だからである。

3 看護はつぎの四つに大きく分類できよう。

4 (a)《病院》看護〔hospital nursing〕。(b)《個人》看護〔private nursing〕——これは、もっぱらひとりの傷病者を家庭で看護することで、一般的には比較的富裕な階級である特定の患者の看護に専従《せんじゅう》するものである。(c)《地域》看護〔district nursing〕——これは貧しい傷病者をその家庭で看護することで、ひとりの看護婦が充分ゆきとどく範囲内で、できうるかぎり多くの患者を受け持つものである。地域看護、つまり貧しい病人をその家庭で看護するということは看護のなかでも最重要の分野で、最高の資格を要求される。というのは、病院看護婦の場合と異なり、彼女にとっては、必要時に常に内科医または外科医が呼べば答えるところに控えているわけでもなく、病院設備が即座に利用できるということもないからである。(d)《助産》看護〔midwifery nursing〕——これには、正常な産後の健康な母子の看護、赤ん坊の授乳、沐浴《もくよく》、衣服の着がえ、そして赤ん坊および母親自身の管理について母親を教育することなども含まれるが、ここでは単にふれるだけにとどめる。これは患者である産婦が病気ではなく、また病気であってはならないという点と、その看護が外科的処置と衛生上の予防とから成り立っているという点で、他の看護と区別される。これは、国民の健康という点では、非常に重要な分野の看護である。ところが、貧しい人々の世話をする看護婦に対して定期的な看護訓練をする系統的な組織はできていない。そして、産婆《さんば》たちは、それ〔外科的処置や衛生上の予防〕について学習しているとも見えない。少なくとも、それも産婆学[3]の一部であるとは認識していないようである。産婆にとっては彼らの訓練は、それが看護では《ない》がゆえに、産婆学で充分だといわれている。〔助産とその他の一般の看護とを同一の看護婦が兼任してはならない。普通の予防では、産褥《さんじょく》の危険性はとうてい防げるものではないからである。〕

本来の看護とは、処方に応じて医薬や刺激剤を与えたり、指示に従って包帯交換をしたり、その他の処置をしたりすることなどのほかに、つぎのような事柄《ことがら》を意味している。(1)換気――特に夜間における清浄な空気――そして暖気、涼気について配慮《はいりょ》し、適切に加減すること。(2)病室または病棟の健康を保つこと。このなかには、光、そして床《ゆか》・壁・ベッド・寝具・器具などの清潔も含まれる。(3)患者および看護婦自身の身体の清潔、安静、変化の豊かさ、共感、朗《ほが》らかさ、など。(4)食事〔食物と飲物〕の管理と時によってはその準備。(5)回復をうながすための手だて。これは、言い換《か》えれば、

---

(2) 訓練〔training〕。ナイチンゲールはことさらに「教育」(education)という言葉を使わない。この論稿のなかでeducationは、終わりのほうの引用文のなかに現われるのみである。また train to train(訓練することを訓練する)という用法がでてくる。思うに、彼女にとって「train(訓練する)」が「教育」よりも原型的な意味をもっていたに違いない。

(3) 産婆学〔midwifery〕。ナイチンゲールによる改革以前に経験と伝承とによって行なわれていた出産介助術を、ここでは「産婆(学)」と訳出した。改革以後については「助産」とした。

回復にむけて自然がその作用を開始するときに、また自然が健康と生命の法則を阻《はば》むものを駆逐《くちく》するときに必要とされるすべてのことを行なうことである。なぜなら、癒すのは自然であって、医師でも看護婦でもないからである。(6)患者を観察すること。

6 では、順を追って、これらの任務について述べよう。

一、換気——暖気と涼気

7 (a)《換気》とは、呼吸など人間の発散物によって汚染された空気をとり除いて《新鮮な》空気と入れ換えることである。[4]

8 看護の第一の原則が何かといえば、それは昼夜を問わず、患者を寒がらせることなしに、室内の空気を戸外と同様に新鮮に保つことである。それにはまず、火をかきたて、窓——それも《一番上部の》窓を開き、新鮮な空気が天井から部屋全体に満ちわたり、〔肌に寒い〕風を起こすことなく汚れた空気が戸外に放出されるようにするのが第一である。空気が床、あるいは患者の位置の高さに入ってきた場合、そのまま沈滞《ちんたい》して患者を冷やし、汚れた空気がそこによどんでしまうことにもなる。常に外気《がいき》が必要なのだ。窓を開くようにし、ドアは閉めておくようにしておく。病室や病棟の換気をドアを通して行なうならば、それはとりもなおさず家屋や建物の他の部分の汚れた空気を引き込むことになる。それは新鮮な空気の代わりに汚れた空気で換気することである。しかし、換気は充分な床面積と空間とがなければ、また天井《てんじょう》の近くに窓がなければ不可能である。というのは、他の患者にとっては空気が必要なだけであるのに、たとえば熱病患者にとっては空気の動きが必要であるとか、また他の患者にとっては風を起こさずに換気をよくした病室が必要であるとか、またたとえば膿血症《のうけつしょう》の患者に対しては、できるだけベッドのまわりに空気を流すようにしてやらねばならぬといった種々な場合があるからである。

9 (b)《暖気または涼気》　これは医師が指示し、看護婦が気を配らなくてはならないことである。たとえば熱病患者の場合、医師は看護婦に少なくとも毎時間、患者の手足が冷えているかどうかについて確かめ、体温が高い場合でも、また、季節に関係なく、それらを暖めるよう指示するだろう。

10 気管支炎や卵巣切除術後などの場合には、湿気を含んだ一定の高温の室温が必要であり、そのためには、昼夜を分かたず、やかんが湯気を上げていなければならないだろう。

11 しかし一般的にいうならば、病室を常時一定の温度に保つことは勧《すす》められない。夜の冷気も必要なのである。ただし、冷暖にかかわらず、どの場合にも、その空気は《新鮮》であるべきである。病気の子供は、空気が汚れていると夜間にむずかる。そこで老若《ろうにゃく》を問わず、夜勤看護婦は病棟の空気を夜間も新鮮に保つようにし、しかも決められた温度以上でもなく以下でもなく保つという医師の指示を守るように心を配る訓練を積む必要がある。

12 最良の空気を得たいと望むのであれば、病人の頭は決して暖炉《だんろ》の燃え口より上にあってはならない。

---

(4)《新鮮な》 空気と入れ換えることである。ナイチンゲールが繰り返して新鮮な空気の重要性を強調する背景には、当時、世界中で最も空気の汚れていたロンドン市や、その汚れた空気に対して無関心であった人々の存在なども強く意識されているのであろう。

また煙突《えんとつ》にはふたをすべきではない。

二、病室または病棟の健康

13 これは、「部屋を看護すること」とでも呼べるであろう。すきま風のない新鮮な空気と、照り返しのない日光とに恵まれた、静かで清潔な場所に、ベッドを設《しつら》えることは――そのためには部屋全体の家具の模様《もよう》替《が》えをせざるをえない場合も多いが――看護の本質的な芸術〔the essential arts of nursing〕のひとつである。貧しい人々に対する地域看護においては、部屋を患者が回復できるような状態に整えることが看護婦の第一の仕事でなければならない。病院や病棟についても同様であって、それと患者が「病院のせいで死ぬ」ことのないように建てられていなければならない。健康を阻《はば》んでいる諸条件をとり除《のぞ》くことは、当然、その条件の結果として起こった状態を自然がとり除くのを助けるという点で、看護の第一段階である。

14 (a)《光》 空気についで光は、成長、健康、病気からの回復に不可欠なものである。それもただ昼間の明るさだけでなく、太陽の光線が必要なのであり、本当に《新鮮な》空気とは、太陽で暖められ太陽光線が透過《とうか》したもので《なければならない》のである。ここでいう光のなかには、色彩とか患者の目を休ませるのに快く美しいと映るもの――さまざまな眺《なが》めや花や絵なども含まれる。光は人の心に働きかけるという。まさにそうであるが、優れた医師の言によれば、それは人の身体にも働きかけるという。

太陽は画家であり、かつ彫刻家でもある。いにしえのギリシアの人々は、いみじくも太陽神アポロを崇《あが》めたのであった。

15 (b)《清潔》 清潔さと新鮮な空気とは、患者に生命を与えるというよりは、むしろ患者にとっては生命そのものである。清潔——清浄な空気と水、周囲をとりまく清潔な環境と雰囲気——これらこそ、「感染」に対する確かな安全装置である。これは隔離《かくり》ではない。もっとも、これは充分な床面積と空間と、そして新鮮な空気とで作った防壁《ぼうへき》による隔離といえなくもないが、しかし、これは壁や仕切りによる隔離とは別のものである。感染源というものはドアで締め出したり閉じ込めたりできるものではないし、また感染も壁によって防御《ぼうぎょ》したりはできないものなのである。われわれに《できる》ことは、それを空気で追い出し、放散《ほうさん》させ、浄《きよ》めることである。

16 その必要性の有無は別として、「伝染病院」や「伝染病棟」などが必要かどうかは、衛生の領域の問題ではない。「感染」は避けえぬものであると考えさせるような意味を含む「病気の元」に関する考え方は、衛生看護の原理として教えるべきではない。「避けえない」感染などは存在しない、というのが看護の第一の原理である。

17 床、天井、壁、ベッド、寝具、器具、流し台の清潔。もしあれば、ロッカーの清潔——しかし、これはないほうがよい。

18 《床と壁》 医師は病室の床をごしごしと擦《す》り洗うことを禁じている。医師の指示によって、かつその指示の時刻に行なう場合は別として、病室の床はごしごしと洗ってはいけない。

19 最も清潔な床とは、かんなをかけ、「乾燥性」アマニ油を塗《ぬ》ってよく擦《す》り込み、(外見をよくするために）着色――ただし汚れを隠さ《ない》程度に――し、蜜蠟《みつろう》にテレビン油を混ぜて塗りつけて磨《みが》きこんだ床である。その床は雑布《ぞうきん》でぬぐって棒雑布で乾かすか、あるいはその棒雑布の先に布ぎれをかぶせたもので拭《ふ》くかする。具合の悪いものがこぼれたような場合には、すみやかに石けんと水とで洗う。病院の病棟の床は、二週間に一度は《職人》が汚れをこすり落として磨き、毎日、係の者がから拭《ぶ》きをしなければならない。患者にはスリッパが用意されなければならない。病室にはもちろんカーペットは敷かないが、ベッドサイドに小さな布ぎれを置いておく程度ならよい。不潔なカーペットは、文字どおり部屋の汚染源となる。

20 最もよい清潔な壁とは、油性ペンキを塗《ぬ》るか、うわ薬をかけたタイルを貼《は》ったものである。これなら、動物質を洗い落とすことができる。動物質は部屋のカビを生じさせる。いちばん悪いのが紙を貼った壁である。つぎがしっくいの壁。ただし、これもひんぱんに石灰で洗い、時に汚れを擦《す》り落としさえしていれば安全といえる。壁紙はこまめに貼り替える必要がある。うわ塗りのかかった紙はわりと危険性が少ない。しかし、一般的に寝室用の壁紙はすべて駄目《だめ》である。

21 《家具》病室内の家具は少ないにこしたことはない。家具はすべて艶《つや》出しした木製のものか、金属製、あるいは大理石でできたもので、熱い湯でしぼった布できれいに拭く。

22 空気も水と同じ汚れ方をするものである。壁やカーペットが動物の発散するものを吸いとっている部屋では、空気は常に汚染される。ほこりの大部分は有機物である。手の届かない所にほこりの溜《た》まるような出っぱりがあったりしてはならない。煙突のなかにアーノットの換気扇〔an Arnot's ventilator〕がつけてあれば、普通の壁紙でも比較的長期間汚れずにいることを見れば、換気と清潔とのあいだの関係がわかる。このような本質的な事柄《ことがら》を無視するならば、どのように優れた看護婦のどのような努力も、ほとんど無に帰《き》してしまうものである。

23 《清潔にする方法》ほこりは病気の温床であり、病気の前ぶれである。病院内のほこりには、口から出された上皮《じょうひ》細胞の薄片《はくへん》や、皮膚の表皮《ひょうひ》、膿細胞などが混じっていよう。表皮や上皮の再生には限りがないようであるが、それと同じく、病棟のほこりに溜《た》まっているそれらに対して、どれほど清潔を心がけようと、決して心がけすぎるということはない。なぜなら、ある優れた外科医の言ったように、それらは「決して毒することを自らやめない」からである。

24 ほこりを《取り去る》方法といえば、ともかくも濡れた布でぬぐいとることにつきる。そのためには、家具類はすべて拭《ふ》いても傷《いた》まないように作られていなければならないし、その辺に置いておいても人に害を与えることのないように、磨いたり艶《つや》出しをしたりしたものでなければならない。ぱたぱたと叩《たた》いてほこりを払ったりするのは、清潔にしているのではない。それは単にほこりをそれまで以上にまんべんなく部屋じゅうにまき散らしているにすぎないのである。今まで行なわれてきたような部屋を「片づけたり」、「整頓《せいとん》したり」するということは、ある物をそこに限ってはきれいにしてあったその場所から、別のもっと汚ない場所へ移すことにほかならない。

25 現在の掃除のやり方では、実際ほこりの一粒子《りゅうし》たりとも外へは出ていないのである。看護の多くの部分は、この清潔を保つことに関するものである。最高の綿密《めんみつ》さをもって清潔を保っているところでなければ、いかに換気を試みようとも、病室の空気を新鮮にすることは期待できない。

26 《ベッドと寝具類。リネン類など》熱っぽいことは一般に発熱による症候《しょうこう》だと考えられているが、十中八九までは、寝具類による症候である。患者は、自分の病気から出た発散物を再びからだのなかに吸収しているのである。それを体内からとり除くために、自然がその病気をもたらしているというのに……。これらの発散物は何日間もあるいは何週間も空気の当たっていない寝具類のなかに吸い込まれている。それは内部からも浸み込んでくるし、またたいへんしばしば見かけることであるが、ベッドの下に排泄物の入った便器がふたもせずに置きっ放しにしてあるようなときには、下のほうからも浸み込んでくるのである。丹毒《たんどく》や膿血症はベッドや寝具の不潔が原因で生じる。時に骨折用枕に黒い毛くずを詰めることがあるが、これはまさにほこりの巣とでもいうべきもので、丹毒の原因ともなりうる。羽毛《うもう》ぶとんに至っては、恐ろしい汚れの温床である。羽毛ぶとんは少なくとも一年に一度はほぐして、ふとん包布《がわ》は洗濯しなければいけない。これを怠《おこた》ったまま、たとえば二〇年もの間、ふだんの使用のほかに数回お産にも使ったような場合、それはいったいどのような結果を生むであろうか。そのひとつとして考えられるのは、母親は膿毒症で死に、赤ん坊はただれに苦しむだろうということである。赤ん坊は、この世に出てきて最初の数週間というものを、湿気に満ちた息も詰《つ》まるような汚れのなかに置いておかれることになりかねない。赤ん坊は衛生状態についての最も優れたバロメーターであるといえる。そのような汚ない環境に置かれた赤ん坊は、発育が妨げられ血液が毒される。患者は「不潔なものにも馴《な》れていて、それは別に害ではない」というふうに、現在の一八九三年[5]という年においてさえも思われているばかりか公言されているのだが、何とも恥ずかしいことである。

27 私たちの知るかぎりで最も危険な悪臭は、病人の排泄物から発するそれである。それはたとえ一時的であれ、ベッドの下に悪臭をまき散らすような場所に置かれている。そこには決して風は通らないのである。これは、床まで届くような垂《た》れ布やベッドの上掛《うわが》けを用いるとか、時によってはていねいに掛け布をピンで止めつけて、くるみこんでおくようなこともするが、どれも駄目《だめ》である。

28 健康な成人は、二四時間のうちに肺や皮膚から少なくとも三パイント(6)の腐敗《ふはい》しやすい物質を含んだ水分を排泄する。病人の場合には、その量がもっと増えることが多く、しかもその質はより有毒なものになるのが普通である。この水分は大部分が寝具に吸いとられることになるが、それはほかに行くところがないからである。そして、それはそこに居すわってしまうことになる。一週間か二週間に一度、シーツを取り替えるときのほかは、空気の通ることはまずないからである。看護婦はきれいなシーツやナイトガウンのきれいな湿気や、真新しいマトレスのきれいな湿気などを空気に当てて乾かすことについては潔癖《けっぺき》すぎるほどに気を使うものだが、汚れたシーツや（入浴後に着せようとしている）汚れたナイトガウンなどの汚れた湿気(7)については比較にならないほど気を使わないものである。マトレスというものは、ある患者がその上で自分の水分を発散させる前に、その前にそのマトレスを使っていて自分の水分を浸み込ませた誰か他の人によって乾かされるものであるとでも思っているのである。

29 ベッドは《常に》患者の水分で飽和《ほうわ》しており、そして、不幸にもその上に横になっている患者は、四六時中、ベッドの水分に浸っているというわけである。

30 自宅にいる患者の病床の多くは、概して、この人を毒する作用を示すものとしては、まさに申し分の

（5）一八九三年。この論文が最初に出版されたのは一八八二年であるが、一八九四年出版の改訂原稿を書いている時点が一八九三年という意味である。

（6）一パイント〔1pint〕。約〇・五リットル。八分の一ガロン。

（7）湿気。ナイトガウンなどを着ている人体表面から蒸散、分泌される水分（汗、皮膚呼吸）のこと。

ない典型であるといえよう。——カーテンの下がった木製の四本柱のベッド、暖炉の上にある煙突の口よりも高く、あるいは、唯一の開口部である上げ下げ窓の下の口よりも上まで、うずたかく積み重ねられている二枚ときには三枚のマトレス、そしてさらに羽毛ぶとん。天井近くの窓は閉じたままか開いたままである。ベッドの枠《わく》には垂《た》れ布がついている。このようなベッドや寝具をどうやって乾かし風に当てることができようか。

31　理想的なベッドと寝具とは、つぎのようなものであろう。流線型渦巻《うずまき》状のスプリング、あるいは、針金を編んだマトレスのついている鉄製の寝台。むろん垂れ布やカーテンはつけない。ごく薄い毛製のマトレス一枚。軽いホイットニィ毛布〔light Whitney blankets〕。厚い木綿《もめん》の上掛けは用いない。汗が発散しないからである。患者の《下側に》は毛布は敷かない。湿布のような作用をし、褥瘡《じょくそう》を起こしやすいからである。褥瘡はたいていの場合は、病気からくるのではなく看護の手落ちからくる症候である。

32　できることなら、患者がベッドから窓の外を眺《なが》められるようにする。

33　看護の理想からいえば、昼間用と夜間用の二台のベッドがあるほうが望ましい。ほんとうの看護婦ならば、ベッド・メーキングの仕方を心得ており自分で作るものである。ベッド・メーキングは褥瘡とおおいに関係がある。寝具をすっかりはがして、できるときはいつでも数時間風に当てる。シーツや下敷き布などのリネン類は、必要なかぎり何度でも交換する。それは、一般の場合よりはるかに頻回《ひんかい》になる。病院では、隣人《りんじん》のタオルを使う患者がいないように、またそのタオルも用途《ようと》に応じて使い分けられるように、看護婦は気を配る。個人の家庭で起こる、失明に至ることがある化膿性眼炎の原因は、家族の他の人間が汚れたタオルを用いることにあるということがわかっている。すべてのリネン類、特に包帯は、常に取り替えて消毒するように心を配るべきである。汚れたリネン類をたとえ一日であっても病人のいるその場所に置きっ放しにするようなことをすれば、どれほど消毒をしようとも効果はない。「伝染病」患者の汚れたリネン類を身内の者に持ち帰らせ、貧しく、多人数で、狭苦しい家でそれを洗わせるのは、過酷《かこく》な話である。汚れたリネン類は少なくとも一日一回、病室からすみやかに持ち出して、洗濯室へ運ばなければならない。便器をそのまますぐに持ち出して空けること、これはたしかに汚れたシーツの問題より重要である。石炭酸粉末の充分量をバスケットのなかの汚れたリネン類の上にふりまけば、すぐに持ち出す手間《てま》が省《はぶ》けるなどと決して考えてはならない。（そのうえ、布の生地を傷める。）沸騰《ふっとう》させた防腐《ぼうふ》溶液（一対一〇〇にうすめた石炭酸液）のなかに浸しておくことが唯一の安全な消毒法である。汚れたリネン類や包帯の洗濯はすべて病室外で行ない、できれば戸外でする。病院では、洗濯室を別の建物にするのがよい。

34 膿《うみ》のついた《包帯》は、そのまま焼却炉《しょうきゃくろ》へ運んで燃やす。焼却が最も手っとり早い。ただし臭《にお》いが立たないように火をかき立てる必要がある。骨折などに用いられた包帯だけは洗ってよい。まず、石炭酸ソーダの希釈液《きしゃくえき》に浸す。つぎに水、石けん、ソーダ、石炭酸ソーダを一定に希釈し、そのなかで一晩煮沸《しゃふつ》する。そのあとは、洗濯槽《そう》でゆすぎ洗いをする。煮沸鍋《なべ》の残滓《ざんし》はもちろん、便所の流しに空《あ》ける。

35 消毒[8]はすべて大なり小なり「神秘的な儀式」である、とある優れた外科医が言った。完全なる清潔と

（8） 消毒。消毒についてのナイチンゲールの文章を読むとき、私たちはそれが書かれた一八八二年（第一版）、一八九四年（第二版）という時代を考慮に入れる必要がある。それは消毒法がまさに開発されつつあったときにあたっている。

いうことが真の消毒なのである。消毒剤を用いるとすれば、塩素化ソーダ〔chlorinated soda〕が概《がい》して最上といえる。看護婦は、特に疑わしい患者の包帯交換をしたり扱ったりしたあとは、塩素化ソーダを用いて手指の消毒をしなければならない。かの外科医によれば、「それは、病源〔germs〕を殺すと同時に皮膚を傷める」が「皮膚がはがれるほどであれば、病源にも効《き》いているに違いない」ということである。殺菌剤の必要があるほど汚れているものには、火を用いるのが正しい方法である。毛〔病院内ではベッドはすべて《毛》製でなければならない〕は約華氏《かし》三五〇度で熱し、梳《す》き、風に当てなければならない。ベッドの包布《がわ》、毛皮、上掛け類は煮沸《しゃふつ》し、洗い流し、多量の水と石けん、そして、石炭酸石灰を用いてこすり洗いをする。そしてつぎに乾燥させ、風に当てる。

《器具》　部屋の用具や便器は、白いうわ薬《ぐすり》をかけた陶製《とうせい》のものとし、ふたがきっちりとできるものにする。決してベッドの下に置いてはならず、〔使用時に〕室内に持ち込むようにし、使用後はすぐに便所の流しに持っていき、空《あ》けて、そこでゆすぐ。亜鉛《あえん》製の手おけやふたのない手おけなどが病棟や病室を通り抜けるようなことがあってはならない。手おけはうわ薬をかけた陶製のものとし、ふたつきのものを用いる。ただしこれは病室では用いないほうがよい。これらのものに神経をゆきとどかせないことには「看護は不可能だ」と前述の医師はいうであろう。排泄物をとって検査することがよくあるが、この場合、看護婦はこれを正しく、他に害をおよぼさないような方法で、密閉《みっぺい》された容器のなかで行なうように注意しなければならない。これは病室や病棟の外で行なう。尿についてだが、計量や検査の必要がある場合は、その用途に即したふたつきの計量カップがある。差し込み便器には、たっぷり石炭酸粉末を入れておく。すべて便器は、ふたつきでなければならない。

37 口の広いガラスの尿器は、温湯《おんとう》とソーダで洗浄してはじめて清潔な尿器といえる。首が長くて亜鉛と陶器とで作られたものは、どうしても清潔にはならない。使用後はベッドのわきに置き、下には置かないようにし、すぐに持ち出して空けるようにする。小型の白い便器は使いやすい。使い古したジャムの空きびんを尿器として用いると、清潔上このうえもなく優れたものであることは、地域看護婦が認めるところである。病院では、便器は便所あるいはその他の仕切った場所に並べて箱に収め、それも外気が当たるように穴の開いた亜鉛板のほうに口を向けて横向きに立てかけておく。もし、病院の大きな病棟で、不幸にしてどうしても便器を夜間にベッドの下に置か《ねばならない》ような場合には、当然すべてふたをつけなければならない。〔亜鉛製でなく〕陶製のふたつきの手おけを二つ、夜の最後の仕事から朝の最初の仕事までのあいだ用意しておくとよい。ひとつはその内容物を捨てるためのもので、石炭酸粉末を入れておく。もうひとつはソーダ、あるいは石炭酸ソーダを入れておき、ゆすぎに用いる。便器はそのとき〔朝の最初の仕事のとき〕に、便所の置き場に運ぶ。以上のことは、《一時的な方策《ほうさく》》にすぎない。本来は、汚水桶は病室や病棟に持ち込んではいけないものである。便器はただちに便所に運び、そこで空けて、ゆすぎ、必要時以外は持ち帰らない――これが、他のところではもちろんのこと、個人の家庭でも特に、守るべき鉄則《てっそく》である。

38 便所には、いかなる場合にもゆすぎのための水と蛇口《じゃぐち》とが備えられていなければならない。

39 《タオル》は、病院内では、三つの用途に応じてそれぞれ使い分ける。できるだけ頻繁《ひんぱん》に取り替えるようにし、「手ふき用」「便器用」そして「洗面器用」としるしをつけておく。

40 手洗い用に常に石炭酸ソーダのびんとグリセリンのびんとを傍《かたわ》らに用意しておく。

41
潰瘍《かいよう》の足の包帯を取り替えていた若い看護婦が、その足をシーツで拭いているのを見とがめられて、このようなことは他のどこでもやっているのを見たと答えた、という例がある。このような場合には、もう一枚特別のタオルを用意するのが常である。不快な臭いがあるような場合には、《木炭《もくたん》》〔charcoal〕を使用してもよい。ベッドの下の差し込み便器のなかに入れておくが、足を吊《つ》っているような場合には、その下に置く。きれいな便器がベッドの下に置いてあるときには、石炭酸粉末を入れる。また、石炭酸粉末を小袋《こぶくろ》に入れてベッドのなかに入れることもある。コンディ消毒液〔Condy's fluid〕を台ざらのなかに入れることもあるが、このやり方はあまり効果を上げていない。石炭酸で処理した布をガン患者〔cancer cases〕の下に敷《し》き、頻繁に取り替えるということもある。不快な臭いを発する傷はサリチル酸で消毒した毛織《けおり》物の布で包帯の上から覆《おお》ったり、温湿布の際にサリチル酸液を用いたりする。汚物流しは石炭酸を用いてごしごし洗い流す。《便所の便器》は、〔硝酸《しょうさん》の〕悪臭を立てることが許されるような場合には、強い硝酸を使ってこすり洗いをする。小便所は、湯あかがついてもよい場合には熱湯で洗い流し、必要ならばその後にヘラを用いて全体をこすり、すのこのなかまできれいにする。便所の汚水流しも同様にする。これらはすべて、少なくとも週二回は砂と石炭酸ソーダでこする。病院では婦長みずからが毎朝小さな便器モップを用いて便器を掃除し、熱湯を流しておく。便所の洗い水槽《すいそう》は使用したなら毎朝モップで洗い、少なくとも週二回砂をつけてこすっておく。モップは二つ用意する。新しいほうは便所の洗い槽に用い、少し古くなったものは新品と取り替える。新しい小モップは便所の洗い槽の上に吊るしておき、古いほうは寝室の便器のための汚水流しの上に掛けておくようにする。古いびん用ブラシは便器の柄《え》洗いに当て、新しいブラシは、病棟の台所でびん洗いに用い、外へは出さない。ふつうの洗面器は雑巾《ぞうきん》で洗うようにする。

三、からだの清潔。手指の衛生など

42　看護婦が外科的な仕事（むろん外科医にもいえることだが）を始めるにあたって、第一に学ばねばならぬことのひとつは、手指《しゅし》の清潔である。患者の手指をきれいにすると同時に、自分自身も清潔にしてこそ、優れた看護婦といえる。

43　《つぎに述べる項目は厳格《げんかく》に守ってほしい。ただし石炭酸や石炭酸軟膏《なんこう》〔carbolic oil〕以外にも、現在多くの消毒薬が用いられていることを念頭《ねんとう》においておく必要がある。（9）》

44　爪は短く切りそろえる。念入りに清潔にしておくことは手や指と同様である。指を汚している物質はどんなものでも、自分および他人に対する伝染病媒体《ばいたい》となる恐れが充分にある。さかむけ、ひび、ひっかき傷、ピンなどの刺し傷などは、むしろ、開いた傷口やただれなどよりも病源の温床《おんしょう》になりがちである。そのような病源の温床は、まず清潔な水で洗い流し、ついで収斂性《しゅうれんせい》コロイドをつけ、第三に指サックをはめることで害を及《およ》ぼさなくなる。すべて包帯交換をする《直前》には、またともかくも患者に触れた《直後》――すなわち傷口の包帯をしたり、塗布《とふ》薬をすり込んだり、浣腸《かんちょう》や洗浄をしたり、

（9）当時は種々の消毒薬が開発され試みられていた時代であった。

目や耳や鼻や口を洗ったりなどした直後――には、水八〇に対して一の割合で溶かした石炭酸溶液に両手を浸《ひた》し、そのあとをていねいに手と爪とを石炭酸石けんで洗う。「包帯用鉗子《かんし》〔dressing forceps〕」やスポイトなど、使用するものはすべて使用《前》にも《後》にも石炭酸溶液（一対八〇）に浸しておく。「包帯用鉗子」の先端と継ぎ手の部分はブラシ洗いをする。汚れた包帯は指でなく「包帯用鉗子」で外《はず》す。どのようなことがあっても、くっついている膏薬《こうやく》などを爪ではがすようなことをしてはならない。昔かたぎの看護婦のなかには、怖《こわ》がらないことを自慢するむきもあるようであるが、不潔に対して恐れをもつことはよい看護の初めである。内部疾患の患者に接する場合もすべて爪は短く切り、同じように石炭酸石けん液に浸し、これから使おうとする指――特に腟を扱うときには第一指と第二指――に石炭酸軟膏（一対二〇）を塗《ぬ》る。内部に薬を塗るときはいつもチューブやノズルなどにも石炭酸油（一対二〇）を塗っておく。こうしておかなければ、塗布《とふ》することによって患者から患者へと伝染する恐れがあるからである。常に洗面器は二つ用意し、傷口を洗うときに指を汚れた水につけないようにする。カテーテルは水洗いし、まず蒸気《じょうき》で、つぎに石炭酸溶液（一対四〇）の蒸気で消毒する。銀以外の材料でできているカテーテルは石炭酸溶液に《浸してはならない》。酸がニスやゴムを痛めるからである。孔を「息を吹いて通す」ことは使い終わったときにすることで、使い《はじめ》であってはならない。常に何かが底に溜《た》まっているものであるからである。朝夕、病棟に入るときは、配られた箱入りの石炭酸石けんをポケットに入れて携帯《けいたい》することを忘れてはならない。ただし「包帯交換」を始める前にポケットから出す。さもなければ、汚れた手をポケットに突っ込むことになるからである。きれいにした手や指は、他の用途《ようと》のもので《ない》タオルで拭《ふ》く。悪性の患者を扱ったあとは、鼻をかみ、痰《たん》を出し、コンディ消毒液を水でうすめたものか、過マンガン酸カリウム数粒《つぶ》を水に入れたものでうがいをする。カフス、袖《そで》、毛織物の衣服は伝染性物質を媒介《ばいかい》する可能性が多分にあると考えられる。飲食の際には、病人の前でつけていたエプロンや袖カバーを取り外《はず》すことを忘れてはならない。ひっかき傷、さかむけ、すりむき傷ができたら、ただちに病棟の婦長にその旨《むね》を告げ、また悪い空気を吸ったようなときには、すぐに指示をあおぐ。朝食抜きで勤務につくようなことはしてはならない。

45 看護婦は、感染や汚染の性質についての知識や、また、防臭剤《ぼうしゅうざい》と消毒薬と防腐剤《ぼうふ》〔antiseptics〕との相違《そうい》についての知識を備えていなければならない。

46 学生や包帯交換者、時には外科医にさえも手落ちのあることがある。しかし、それも彼らが常にこのような慎重な配慮を怠《おこた》りさえしなければ予防しうることであり、尊《とうと》い命も失われずにすむのである。

四、食べ物と飲み物（食餌）

47 医師は言うであろう。ひどく消化力の弱っている身体も、消化吸収できるような適当な方法と頃合《ころあい》とを心得て調理、準備し、患者に食物や刺激物〔stimulants〕を与えるということは、偉大な看護の芸術〔the great nursing arts〕のひとつである、と……。これには、どんな化学の法則でもそれを絶対的なものとして考えることはできない。患者の胃そのものが実験室であり、かつ化学者なのである。これだけが、医師の指示が適正であるか否かを判断するよすがとなるものであって、看護婦は胃のごきげんをよく観察して医師に報告しなければならない。そのためにはもちろん、それを読みとる訓練を充分積んでいなければならない。

48 時によって、通常の規準からいえば、どうしても患者の胃が受けつけるとも思えないものが要求され、しかも消化吸収されることがある。このような場合、看護婦はこの要求をかなえることの是非《ぜひ》を医師に相談すべきである。消化の半分は病人食の調理法の力で補わなければならない。この場合、適度に変化を加えることも大切である。患者が飲食したあとに気分が悪くなったり、発熱したり、ふらふらしたり、ぼんやりしたりするようなことがあれば、それは病気からくる症候ではなく看護の仕方からくる症候である。実際、病気に伴う苦痛とか危険とかのどれほど多くが、じつは病気そのものというよりは、看護の手落ちのためにひき起こされたものであるか、ということについては、熟練した医師や外科医のよく知るところである。

49 当然のことながら、看護婦は刺激物を与えるように指示することについては、薬剤のそれについてと同様、何ら発言権をもっていない。しかし、医師からまかされた患者に起こった状態の変化——特に発熱や重い外科的傷害の際の変化——を目ざとく見つけ、その徴候《ちょうこう》に合わせて臨機応変に、刺激物を与える時間を調整する——そのような看護婦の働きのために危いところを助かるという場合も少なくない。

50 患者の嗜好《しこう》を喜ばせたり、食事に変化をもたせたりするためには、看護婦は薄いかゆ、くず湯、卵《たまご》酒《ざけ》、飲み物、おいしいビーフティー〔beef-tea〕など、病人食の調理法を心得ていなければならない。「病人は気まぐれ」だから「調子を合わせ」なければならないといわれる。たしかにそのとおりであるが、それは消化に必要な唾液《だ》や胃液の分泌を適度にうながすためなのである。この場合、決して病棟や病室で料理をしてはならない。

51 とはいうものの、かの「ファルスタッフおじさん」は「看護婦は料理人だ」と言っているが、看護婦が看護しようとしているときには、調理いっさいを看護婦に押しつけるなどということがあってはならない。とりわけ、看護婦が食事を摂《と》ろうとしているときには、彼女が自分で自分の食事を調理するなどということを、人は期待してはいけない。しかし、看護婦には患者の食べ物や飲み物が指示どおりにできているかどうか、それに加えて正しく調理されているかどうか、正しい時間に正しく配膳《はいぜん》されているかどうか、などについて常に心を配るよう要求されているのである。弱っている患者に、その患者の好む方法に従って、いくらかでも食べ物を摂らせたり、少なくとも消化吸収させたりすることは、まったく看護婦の技倆《ぎりょう》のあずかるところが大きい、と医師は考えている。

52 看護婦はまた、たとえば熱病患者にも、食べられるように食物を与えなければならない。食べ物を与えるために、患者をベッドに起き上がらせるだけで熱病患者の生命を奪うような、大事をひき起こすこともある。指示された栄養物や刺激物は、ともかくも口に入れなければならない。それは三〇分ごとに、あるいは五分ごとに、睡眠中でさえも患者を目覚めさせずに、なされなければならないかもしれない。これは、よい看護婦の試金石《しきんせき》ともなろう。医師は自分のこれらの指示に対して、看護婦が——特に夜間——患者の脈拍やその他の症状に応じて聡明《そうめい》に〔intelligently〕変化を加える能力をもつことを期待している。したがって、看護婦は、状態に応じて条件的な医師の指示に従うためには、それらの症状を観察し、判断する能力をもっていなければならない。それに患者の時々刻々の生命がかかっているのである。チフスの回復期にある患者について、ただ一度だけうっかりと気を抜《ぬ》いてしまったということがしばしば病気再発をひき起こし、ひいては死に至らしめるということもある。

五、回復をうながすための手だて

53 医師が看護婦に望んでいること。

54 火ぶくれ、火傷《やけど》、はれものに手当をすること。

55 指示に従って刺激物や薬剤を飲ませること。男子にも女子にも浣腸をし、注射をし、座薬《ざやく》を挿入《そうにゅう》すること。

56 脱腸帯、子宮病の器具を扱うこと。（少なくとも女子に対して）カテーテルを通すこと。地域看護婦はほかにする人がいないので、女子に対して検鏡[10]〔speculum〕を、また男子にもカテーテルを通すこと。

57 からだや手足を適切な方法で摩擦《まさつ》すること。湿布薬を作り湿布をすること。湿布、乾布、油布でちょっとした手当をすること。傷口や腟を洗浄すること。

58 熱や手術や外傷などのために自分で動けない患者を扱うこと。すなわち、そのような患者を動かし、着替えをさせ、からだを清潔にし、暖めたり冷やしたりすること。

59 医師は看護婦に患者のからだや皮膚をすみずみまできれいにすることを期待している。たとえば熱病の場合——熱は汚れの落し子〔原因〕であるので——患者の歯、歯ぐき、舌をレモンジュースや泡立てた卵白《らんぱく》で洗う。《外気《がいき》にさらしたり、寒気を感じさせたりせずに》全身を清拭《せいしき》したり、スポンジで洗ったりできないようでは、看護婦とはいえない。チフスなどの熱病では、これは処置のなかでも肝要な部分となることが多い。

60 熱、手術後、外傷などのために動けない患者に食べ物や刺激物を与えること、またその体位を換《か》えること。褥瘡《じょくそう》を予防し、またはその手当をすること。

61 病人のベッドを作ること。とくに病人が寝たままでベッドを作ること。熱病や術後の場合には、患者を動かさずに下シーツを取り替えること。ほかのことにも当てはまることだが、「最上の方法」は患者の体力の消耗を最小限度にとどめて、これらの処置を行なうことである。

62 熱病、事故、卵巣切除術、あらゆる種類の手術などに応じてベッドを整えること。事故患者の衣服を脱がせ、処置し、ベッドに寝かせること。

63 卵巣切除術、切石術、ヘルニアなどの、手術の準備や介助をすること。患者に手術や麻酔の準備をし、術後はその管理をすること。これらはすべて患者の弱っている体力の消耗を最小限度にとどめることを目的としている。

64 出血の場合に最初にとるべき処置ができること。それは手や指を用いて圧迫したり、まったく応急的に駆血帯《くけつたい》やタンポンを用いたりして行なう。

65 腕、脚、胸など、身体のあらゆる部分に包帯を巻くこと。（パリにある陸軍病院の《看護人》〔infir-

（10）検鏡〔speculum〕。speculumには「子宮鏡」という意もある。

mier〕は、完全に巻くだけでなく、一定時間内に巻けるように訓練を受ける）。

66 あらゆる型に包帯を巻くこと。丁型。二頭型。複雑な四尾、六尾、多尾型。指用、卵巣切除用の包帯の巻き方、三角形、会陰部《えいんぶ》の巻き方、糊《のり》づけした包帯、焼石膏《やきせっこう》、その他、固型包帯など。

67 巻き包帯を作ること。副木《ふくぼく》を当て詰《つ》め物をすること。革の副木やグッタペルカ副木、骨折用もみがら枕（黒毛屑の枕はほこりを吸いやすい）や砂《さ》のうを作ること。

68 看護婦は皮下《ひか》注射ができ、感応《かんのう》電気療法用具の操作ができなければならない。また吸角《きゅうかく》で放血したり、体表部または体内部にもヒルをつけて血を吸わせたりもできなければならない。

69 看護婦は、乾熱や、湿熱を当てたり、吸入をしたり、噴霧器《ふんむき》を用いたりすることができなければならない。サイホンと氷とを用いて冷罨法《れいあんぽう》をしたり、防腐《ぼうふ》処置をしたりできなければならない。外科医や内科医たちは、それぞれ自分の「防腐液」や「消毒薬」をもっていて、そのうえ年々、新しいものができてくる。そして、もちろんその医師たちに指示されたものを看護婦は用いなければならない。

六、患者の観察

70 内科医や外科医は、ひとりひとりの看護婦がつぎのようなことを正確に〔correctly〕観察し、正確に報告することを要求する。すなわち、分泌物、痰、脈拍、皮膚、食欲などの状態と特徴。食事、刺激物、薬剤の効果。発疹。はれもの。精神状態については、譫妄《せんもう》状態、混迷《こんめい》状態に関して。呼吸については、速いか遅いか、規則的か不規則か、呼吸困難はないかなど。睡眠については、熟睡できるか、寝つきは良いか、悪いか、など。また傷の状態など。また医師はつぎのことも要求する。すなわち、体温――重大な場合には一五分ごとに――、脈拍、呼吸を「測り」記録すること。尿量を計り、時には医師に代わって検査すること。またつぎのこともできるよう要求されるであろう。それは、いま述べたような観察を――できればさらに精密に〔accurately〕――子供の患者に対して行なうこと。というのは、子供は自分自身に起こっている事柄《ことがら》を話せないからである。病気の子供の扱い方、そしてより綿密《めんみつ》な清潔さを要する小児病棟の管理の仕方を心得ていること。子供は一般的に成人の場合よりもはるかに急速に生死にかかわる徴候の変化を示すものである。子供は空気に対する最高の検査手段であり、衛生状況を試す最も敏感な指針である。

その他のなすべきこと

71 看護婦は回復期患者の管理の仕方を理解していなければならない。それは、それだけで看護のひとつの部門ともなりうるものである。回復期患者、とりわけ回復期の子供は、病院を出て田舎の「ホーム」へ移るのが早ければ早いほどよい結果を生んでいる。

72 《家政》 看護婦は家政あるいは家庭経済について、ある程度の知識がなければならない。それはいくぶん特殊な能力である。パン、ミルク、バターなどの適量を見込んで注文し、無駄《むだ》を省くこともできなければならない。

73 看護婦はリネン類の管理能力がなければならない。病気が病気を呼ぶことを避けるためには、ベッドと患者のリネンの極度の清潔さが必要であること、言い換《か》えれば、リネンと看護婦が必要であることを考えれば、それ〔リネンの管理能力〕は看護のなかの最も重要な事項であるといえる。

74 《一般的なこと》 看護は特に進歩の速い職業[11]〔calling〕である。年々歳々、医学や衛生学が発達するに伴って、看護婦も新しい進歩した方法を学習しなければならない。看護婦は年ごとに、昨日よりも今日、今日よりも明日と、より多くのより優れたことを行なうように要求されているのである。看護婦を公的に登録するなどということは不可能であると私たちは思うのであるが、これは決して妄想《もうそう》などではない。

75 それどころか、年々歳々、看護はますます倫理的な職業〔calling〕になっていく必要がある。

夜勤看護

76 内科医や外科医は夜勤看護婦にも日勤看護婦と同様に、いやむしろそれ以上に優れていることを要求する。というのは、熱病や重傷の場合の危険な山場《やまば》は、夜間か夜明けに起こることが多いからである。しかし夜勤の看護婦には、昼間の病棟に働く看護婦とまったく同等の仕事量が要求されているわけではない。夜勤看護婦がその職務を充分に果たすためには、日中何ものにも妨げられずに、少なくとも七、八時間は睡眠をとる必要がある（ニューヨークの「馬のホテル」でさえも、夜間に働く馬のためには、日中、邪魔《じゃま》をされずに眠れるように離れの小屋を備えている）。朝、勤務が明けたときと、また夜の勤務につく前とに、温かい食事が彼女たちを待っているようでなければならない。またそのほかに、午前一時か二時に食事〔breakfast〕が用意される。彼女らは一時間半から二時間ほど運動をすべきである。病院ではパスを見せるように義務づけられている。夜勤看護婦は日勤看護婦よりも、日常生活習慣を規則的にしなければ、健康を保って充分にその能力を発揮することはできない。それが適切に行なわれさえすれば、夜の勤務が昼のそれに比べて苛酷《かこく》であるという理由は何もないといえる。ただし、日常生活習慣の規則正しさ――食事、睡眠、運動、身体の清潔――は《必須《ひっす》条件》〔sine quâ non〕である。時に休みを入れたり、または日中の勤務に移ったりすることが必要である。夜勤の看護監督〔night-superintendent〕は月に一度か二度、夜の睡眠をとることも必要がある。しかし、あまりにも頻繁《ひんぱん》に（一月ごととか三月ごととかのように）夜勤と日勤とを交代させることは、あまり感心できない。というのは、日中睡眠をとるように身体を慣《な》らすには、いくばくかの日数がかかるからである。夜勤看護婦に対して細やかな配慮を怠《おこた》るならば、つぎの二通りの質の低下が生じるであろう。（1）あたかも「尼僧《にそう》」のように「横柄《おうへい》」になる。（2）反対に、あまりにも仕事をあれこれとかかえこみすぎるために、注意がゆきとどかなくなり、また細《こま》やかな看護ができなくなる。一般的に大病院では、内科病棟の夜勤看護は外科病棟のそれよりも、はるかに「激しい」ものである。そのためにマトロン(12)は、夜勤看護婦が絶対的に補助を必要としているときには、自分の経験に照らして判断し、援助を与えなければならない。たとえば、患者が急に譫妄《せんもう》状態になったような場合には、ただちに緊急の補助員が間に合うようにしておくべきである。また夜勤の看護監督は常に緊急事態に対しても心を配っていなければならない。

（11）職業〔calling〕。原文ではcallingである。本来は「天職」（「神が自分に命じたもうた職業」の意）であるが、ここでは単に「職業」とした。

休暇

77 すべての看護婦、特に夜勤看護婦は、折々のレクリエーションに加えて、休暇をとらなければならない。年間一ヵ月の規定の休暇は決して多すぎはしない。またマトロンや看護監督、そして看護業務の大きな責任ある地位にある女性たちは皆、もし心身ともに活力を保ち、はやばやと消耗しつくすまいと考えるならば、さらに多くの年間休暇をとる必要がある。

看護婦はどうあるべきか

78 真に優れた看護婦であろうとするならば、高い人格の人でなければならない。いうまでもなく彼女は、(1)「山上《さんじょう》の垂訓《すいくん》」の意味での心の清い人でなくてはならない。優れた看護婦は自分自身が山上の垂訓とならなくてはならない。そして、彼女の前では最も野卑《やひ》な部類の人間であっても卑猥《ひわい》なことについては軽口《かるくち》ひとつたたけないような、そのような雰囲気《ふんいき》がごく自然に身についていなければならない。心にとどめておかなければならないことは、看護、特に病院看護のこの重要で気を抜くことのできない〔仕事の〕特殊性ということである。つまり、これは——女王もその例外ではないのだが——女性が実際に男性の世話を委《まか》される唯一の場であるということである。事実、訓練を積んだ優れた病棟「シスター」〔ward sister〕であれば、男子の病棟の秩序《ちつじょ》を陸軍病院の病棟長や下士官《かしかん》などよりもきちんと維持《いじ》できるものなのである。(2)まじめであること。精神においても飲酒に関しても節制《せっせい》があり、すべてにおいて節度を守ること。（3）潔白《けっぱく》であること。たとえ僅少《きんしょう》であっても患者や家族から謝礼金やわいろなどを受け取らないこと。（4）真の事実を大切にすること。事実のありのままを人に伝えることができること。このなかには注意と観察（事実のありのままを読みとること）、記憶（誤りなく記憶すること）、および表現（事実を、すべての事実のありのままを、事実だけを、話そうとする意志をもち、自分が観察した事実をそのとおりに話すこと）が含まれる。（5）信頼性のあること。目先だけの勤めをせず、神がみそなわそうとみそなわすまいと、人が見ていようといまいと、《同様に》与えられた指示を聡明《そうめい》に〔intelligently〕完璧《かんぺき》に行なうこと。（6）時間を厳守し几帳面《きちょうめん》であること。包帯交換など、患者に対して仕事をはじめる前に万事遺漏《いろう》なく整えておくこと。物忘れをしないこと。（7）静かに、しかも手早く行なうこと。あわてず、しかも手早く。手間どらず、しかも穏やかにすること。うぬぼれず、しかも分《ふん》別《べつ》をもっていること。おしゃべりをしないこと。（8）明るく希望を失わないこと。好ましくない症状に対しても落胆した様子を見せないこと。好ましくない結果を予想して患者を失望させるようなことをしないこと。（9）患者のためばかりでなく、自分のためにも、細かい点まで清潔にしておくこと。きちんと整頓《せいとん》してあること。（10）自分のことでなく、まず患者のことを考えること。患者の必要や要求に対して「思いやり」をもち、快活でやさしく、辛抱《しんぼう》強くて賢《かしこ》く、《手際《てぎわ》がよい》こと。看護婦につい

(12) マトロン〔matron〕。マトロンという呼び方は英国に独特のものである。マトロンという語は、もともとは上流階級の一家の主婦の尊称である。それが病院などの公的な施設や組織のなかの女性の長に対する尊称としても用いられるようになったのであるが、ロンドンの病院などでは公用語としても用いられているようである。この場合は女性の監督〔superintendent〕のことを指しており、わが国でいえば総婦長にあたるであろうが、本書では特に matron はマトロンと訳し、superintendent は監督と訳した。

ての最も優れた定義は、よく引用されるのであるが、シェークスピアの言葉のなかにある。すなわち彼は「看護婦らしさ〔nurse-like〕」とはこのようなことだと言っている。

これほど親切な、忠実な、勤勉な、
患者の望むこと[13]に対してものやさしく、
真実な、
そして手際のよい――

79 患者の要求は、患者自身の要求に従ったものであって、患者の「必要」や要求[13]に対して抱いている看護婦の理論に従うものではない。看護婦はたしかに患者の「要求に対してやさしい思いやり」をもたねばならない。だが一方では、筋の通った考え方をもっていなければならない。内科医や外科医は、これをその指示のなかに含めて看護婦に与えなければならない。そして看護婦は自分の分別を働かせ、訓練のたまものにより、それに聡明に従う。看護婦は、ただひたすらに患者の幸せのうえに注ぐ目をもっていなければならない。看護婦は自分の働きに対する報《むく》いも、感謝も、それに気づいてくれることさえも、患者に望んではならない。看護婦のなしうる最上の働き、それは、《まさに》患者に看護の働きをほとんど気づかせないことであり――ただ患者が要求するものが何も《ない》と気づくに至ったときだけ患者に看護婦の存在に気づかせること――なのである。看護婦は常に親切で思いやりがなければならないが、決して感情に溺《おぼ》れてはならない。患者は、自分の看護婦のなかに、押しつけられたものでもなく、借りものでもない、こころからの安らぎの支えを見出しているに違いないのである。感情でもって患者の感情を要求するようなことは、意味のないことであり、患者の体力に対するこれほど残酷《ざんこく》な要求はない。それは患者が、自分の悩みや不安とともに、看護婦の悩みや不安をも、自分のものとして背負うことを強《し》いることになるのである。感情を抑《おさ》えてしまうことも、またよくない。それは看護婦を閉鎖的にしてしまう。このように、感情を出しすぎたり、抑えすぎたりすることは、患者を火と霜の両方にさらしているようなことになる。看護の闘いの大半は、《われわれの病人を、自分について思いわずらわなければならぬことから解放すること》――少なくとも自分になされる看護について思いわずらうことから解放すること――なのである。

フロレンス・ナイチンゲール

（訳＝田村　真、薄井坦子、小玉香津子）

(13)　要求〔occasion〕。この語は「場合、事情、要求」の意がある。現実の場に発生する事柄の焦点の把握と密接に関係するものと考えられる。ニード〔need〕とは異なる。

解　題

* 本解題中の「セイマーによる解題」の部分は、Selected Writings of Florence Nightingale. Compiled by Lucy Ridgely Seymer. Macmillan, 1945. のなかから訳出したものである。また「ビショップによる解題」の部分は、A Bio-Bibliography of Florence Nightingale. Compiled by W. J. Bishop, Completed by Sue Goldie. Dawsons, 1962. のなかから訳出したものである。
　このセイマーとビショップの二書の解題は、ナイチンゲールの文献研究の資料としては重要なものであり、かつまた現在この二書が入手困難な状況にあることを考慮して、なるべく全文を紹介することにした。

看護婦の訓練と病人の看護　一八八二年

　ナイチンゲールが看護婦に関して「訓練」という言葉を使う場合、それはある独特な意味をもっていたようである。それは二つの意味をもっているように思われる。ひとつは、看護婦になるためには必ず訓練を受けなければならないということ、もうひとつは、その訓練には他の方法をもってしては決してできないある条件と過程とがあって、それは看護のわざ（art）の奥儀に達した者のみの知るところである、ということであったに違いない。それは知識や技術の教育ではなく看護というわざについての訓練であった。それは病人のかたわらで病人をケアしながら、訓練された看護婦から手ほどきを受けることによってのみ、身につける（disciplined）ことのできるわざなのだと思えてならない。

　この論文の最後のほうで、ナイチンゲールは disciplineという言葉でそれを説明しようとしている。本文のなかでは「規律」と訳されているが、「これは与えられた規律にひたすらに厳密に従いつつ己れの全身心をもって自ら修練を積んでいくこと」を意味しているのである。後にナイチンゲール・システムと呼ばれたこの訓練法は、決して単なるシステムなどではなく、その底に、今日においてますます見直さるべき生命観をバックボーンとしてもっていると考えられる。一見たいくつなほどにこまごまと本文中に書き記されている具体的な訓練法と組織とには、実はその一条一条にナイチンゲール看護の理念と智恵とが綿密に、しかもたくみに織り込まれていることを、読者は感じとられるに違いない。

「病人の看護」のなかでは、この二〇年前に「看護覚え書」（一八五九）においてナイチンゲールが世の人々に示した彼女の「疾病観」が、さらに踏み込んで展開されている。

ナイチンゲールにとっては、疾病とは「健康を阻害してきた条件を取り除こうとする自然の働きの過程」なのであった。病気も自然のものであるという発見が、自然のもつ法則を知り、それに則っていくという看護へと導いていくのである。

この論文をナイチンゲールが執筆中の一八八〇年ころには、医学は近代の開幕を迎えつつあったことを忘れてはならない。パストゥールやコッホが天才的な仕事を行ないつつあったし、リスターは近代外科のあけぼのに前提となった消毒法を改良中であったのである。消毒法のこまごまとした記述は、それを反映しているのである。

ナイチンゲールの言葉にわれわれは心を打たれるものを数多く発見するが、最後に、一例として「病人の看護」のほとんど終わりの部分に注目していただきたい。ここに私は実際に直接に患者を看護した者でなければ書きえない文章を発見するのである。現場にある看護婦の方々がこれをどう受けとめられるであろうか、それに今後の看護のいのちがかかっているように考えている。

ビショップとセイマーの解題はつぎのとおりである。

（田村　真）

◎ビショップによる解題

ナイチンゲール嬢は、クウェイン内科学辞典に書いたこの二つの論文を非常に重要なものと考えていたことは明らかである。というのは、彼女はこれを書くのにたいへんな苦労をしているからである。ガルトンにあてた一連の書簡のなかで彼女は彼の助言を求めているが、彼女は一八七六年五月六日付のガルトンへの返信のなかで、彼が与えてくれた「純粋に技術的で専門的なものにすること。充分に煮つめて簡潔にし、(行間を充分につめて)二段組二頁くらいの分量にすること。他の記事との釣合をよく考えて、実際に役立つものとし、歴史的な書き方はしないこと」という助言が、たいへんありがたかったと謝辞を述べている。そして、その書簡のなかで彼女はさらにこの主題についての自分の取り組み方を説明して、つぎのように述べている。「看護はひとつの病名と同格に扱いうるものではありません。看護は内科学や外科学あるいは衛生学などとの関連でみると、ひとつの芸術として扱われるべきなのです。つまり看護はそれらの学問と比肩できるだけの広がりをもっているのです。もし看護辞典があったとしたら、それは内科学辞典とほとんど同分量のものとなるでしょう」。

「私はここでは、あくまでも看護を医学専門職との関連においてとりあげることを念頭におきました。つまり、内科医あるいは外科医に対して看護婦は何をなすべきか、ということです。そうしておけば、一方では、看護婦の訓練において、また看護という芸術を築き上げていくことにおいて、さらに看護を医師たちの知的判断力をもった部下として育てていくことにおいて、内科医や外科医たちがいったい何をすべきかということを抜きにして看護を考えるようなことは、まずありえないのです。」(B. M. Add. Mss. 45764, f. 231)

最初の論文「看護婦の訓練」はつぎの五つの見出しのもとに論が進められている。

一、看護婦にとってよい訓練のための学校の要件
二、すべての見習生のための課程
三、訓練することを訓練する
四、定期的試験、学習の進み具合や試験の定期的記録
五、訓練のための学校の職員

ナイチンゲール嬢は、看護婦の初期の教育こそがた

いへん重要な意味をもっていることを全面的に認めていた。そしてそれは、彼女が看護に関して書いた著作のなかで何回も何回も繰り返している原則なのである。訓練生が自分の仕事を充分に理解し、それに真底からの興味を抱くようにならないかぎりは、彼女が有能な看護婦になることは決してないであろう。「訓練にあたっている看護婦は、生徒としての看護婦が自分の受け持っている事例に興味を抱くようにしむけなければならない。生徒はその病人の苦しみを感じとらなくてはならないのであり、もし《それらの事例がどのようなものであるか》がわかっていないならば、生徒はその事例に看護婦としての興味をもつことができない。彼女が関心を抱いた事例に対しては、彼女の看護は、二倍の働きをする」。そして彼女は、訓練は理論的なものと実践的なものとのバランスを保っていなければならないと説いて、ついでたいへん詳細にわたる訓練課程に入ってゆくのであるが、そこでも常に強調するのは理解することの重要さということである。医学教師は「症状を教え、症状が何を示しているか、そして《なぜ》かくかくの治療が行なわれるかを教え」なければならない。そして「あらゆる観点から彼は看護婦が看護している事例に専門職業的な興味をもつように励ます」。

彼女はまた、看護婦の訓練はそれにふさわしい雰囲気のなかで進められるべきである、という点に関しても強い関心を向けている。そのためには訓練生をよく理解し家庭的な感じをもたせるようなマトロンやシスターがいなくてはならない。「ホーム」シスターは訓練生にとっての母親のような存在でなくてはならない。「そういう母親をもたない訓練学校は、両親のそろっていない子供よりも質《たち》が悪い」。それゆえに、訓練者自身が教育の仕事についての特別な訓練を受けているべきことは必須のことである。

この論文の最後に「訓練についての一般的な考察」という見出しのもとに、ナイチンゲール嬢は自分自身の個人的な経験と知識とに照らし合わせて、すべて質の高い看護のまさに基本となるものについての考えを要約している。

「一年間の訓練は看護婦に看護のABCを教えるにすぎない――つまり自分ひとりで学ぶことと、医師の指示を理解することを学ぶこと、そして自分自身の経験から読みとることを学ぶことなど、それらをどのように続けていくかを教えるにすぎない。…〔中略〕…それも単に経験の法則によってだけではなく、彼女の考えのなかで彼女を導いていく思考や観察の法則に従って行動することができるようになる。」

「内科学・外科学・病理学・特に衛生学が大幅な進歩を示した。看護はそれらの学問の実行の担い手であるから、学問の進歩に遅れないように訓練されていかねばならない。」

「訓練によって看護婦は自分に与えられた指示を実行する際、最善のことをなすことができるようになる――つまり一個の器械としてではなく、ひとりの看護婦として、すなわち、……〔中略〕……指示に忠実であることの真の意味は、自分自身の考えをもつこと、言い換《か》えれば強い責任感をもつことを抜きにしては考えられない。まさに、これが真の信頼を生むのである。」

「病人の看護」の論文においては、ナイチンゲール嬢は「看護覚え書」のなかですでに述べたことを再び説明している。しかし彼女の取り組み方はいつに変わらず新鮮で引き締まっている。そして、その数年間に発展してきた看護を四種類に分けて考察を加えている。すなわち、病院看護、付添看護（private nursing）、地域看護、産科看護の四種類である。彼女はとりわけ地域看護に進歩があったことを重要視しており、一八八九年一二月一〇日付のガルトンあての書簡のなかで、この論文の改訂の要請があったことに触れつつ「付け加える必要のあることといえば、この一〇～二〇年間に（慈善事業ととって代わって）目を見張るような進歩と改善とをみた地域看護のことだけなのです。」（B. M. Add. Mss, 45766, f. 306）と述べている。

この辞典の一八九四年版のなかでは、この論文は少し縮小改訂されており、産科看護の項にわずかに付け加えがある程度である。しかし地域看護の項にはまったく変更がないのであるが、これは明らかにナイチンゲール嬢が要求した余分のスペースが認められなかったことを物語っていると思われる。

●セイマーによる解題

この二つの論文は、互いに独立しながら一組になっているもので、フロレンス・ナイチンゲールが残した看護に関するいろいろな著作のなかでも最も卓越したものであるとよくいわれる。これは医学の分野での仕事として世に出たのではあるが、この二つの論文は一般読者にも充分受け入れられるものであり、彼女にとってはこれは自分の見解が広く世に知られるよい機会でもあったのである。ここでは彼女は看護のひとつの特殊な分野（たとえば地域看護）を取り扱っているのでもなければ、たとえば「インドにおける看護」や「救貧院病院における看護」などのように、何か特別な質問が提出されていて、それに答えなくてはならないという制限を課されているわけでもない。実際のところ、専門辞典に寄稿するという事実の前では、彼女は、まず誠に厳密に書かなくてはならなかったし、またこの主題全般にわたってあますところなく書かなくてはならなかったし、さらに割り当てられた紙面の許すかぎり詳細にわたって述べなくてはならなかったのである。この二つの論文は、深い思索によって生み出され、長年の経験に裏づけられたもので、見方によっては互いに補い合っているものであることは、明らかである。第二の論文「病人の看護」は、看護はいかにあるべきかについての心憎いばかりの叙述であり、第一の論文「看護婦の訓練」は、看護がもっている卓越した美質がどのようにして身につけらるべきかについての、みごとな要約である。もちろん、この第一の論文の一部については「時代遅れ」の感は免れ難い。ひとつだけ例をあげると、今日の看護の分野のひとつである事業所看護などに必要な訓練については示唆されていない。しかし、それにもかかわらず、看護婦の訓練に携わっている人であれば誰でも――監督（総婦長）であれ、教師であれ、病棟婦長であれ、また看護学生自身であってさえも――ここにナイチンゲールが記述してみせた、すべて質の高い看護がそれを踏まえていなくてはならない基本的な原理について異議を唱える人はいないであろう。ある方面に関しては、彼女は同時代の人々のはるか先を行っている。事実、彼女がここで提言した示唆のうちのあるものは、彼女の死後にならなければ受け入れられなかったのであるが、それはすなわち、継続した教育の必要性、つまり今日のわれわれの言い方をすれば、卒業後教育の必要性ということであった。「訓練の一般的考察」の項のなかにつぎのような啓発的な文章がある。「内科学・外科学・病理学・特に衛生学が大幅な進歩を示した。看護はそれらの学問の実行の担い手であるから、学問の進歩に遅れないように訓練されていかねばならない。二〇年前のよい看護婦は、現在、内科医や外科医から要求される仕事の二〇分の一の仕事をしていればよかった。彼女はかつての訓練はすんでいるが、今なお一年間いや二年間さえも指示に従って病院における訓練を受ける必要がある。それどころか今日では、病院を離れてから五年ないし一〇年ごとに看護婦には二度目の訓練が必要となってきている。」

彼女が第一の論文のなかで述べている訓練という言葉の概念は（ナイチンゲールは「看護教育」という現代語は決して使わなかったのであるが）、たいへん個性と個人性とを大切にしたものであるという点には注意を払わなくてはならない。ここに一貫して強調されていることは、看護婦は自分が学ぶ人間であるように自分自身を訓練し、そして常に学びつづけるべきである、ということである。これは誰もが納得できる考え方であり、かつ実際にはそれに従うことは至難の業《わざ》のことである。

二、病人の看護と健康を守る看護　一八九三年

病人の看護と健康を守る看護――高名な女性たちによって書かれた慈善事業に関する会議論文集叢書のうちの「女性の使命」から転載された論文

1

一、新しい芸術であり新しい科学でもあるものが、最近四〇年のあいだに創造されてきた。そしてそれとともに新しい専門職業と呼ばれるもの――われわれは天職〔calling〕と呼んでいるのであるが――が生まれてきた。これは、何か新しい要求、またはある地方に特有の要求があって創られたり発見されたりしたものだと考える人があるかもしれない。しかしそうではない。この要求は、ほとんどこの世界と同じくらい古く、この世界と同じくらい大きく、われわれの生や死と同様にのっぴきならないものなのである。それは病気についての要求である。そしてその芸術とは、病人を看護する芸術である。病気の看護ではなくて、病人の看護というところに注意してほしい。われわれはこの芸術を本来の看護〔nursing proper〕と呼ぼう。これは一般には内科医や外科医の科学的な指導のもとに女性によって行なわれている。ある非常に有名な優れた医師が、肺炎をどう治療するかと聞かれたとき、「私は肺炎は治療しません。私は肺炎にかかっている人を治療するのです」と答えたのであるが、それにもかかわら

ず、これ〔病気ではなく病人を看護するということ〕は看護そのものと医術との違いのひとつなのである。看護そのものは、病人のベッドサイドや病室内または病棟内においてのみ教えうるという理由もここにあるのである。それは講義や書物を通して教えうるものではない。講義や書物が補助的なものとして使われるのであれば価値があるのだが、そうでなければ書物に書いてあることは役には立たない。

2 二、神が、母親のそばにいつも医師を付き添わせようとは意図《いと》されなかったために、もっと古くからの、もっと大きなひとつの要求がある。そして新しい科学はその要求に応えようとして創り出されてきたのである。しかし、家庭や学校や職場での生活の営みに関するかぎり、まだその芸術（art）は創り出されていない。その芸術は世界中のどの家族にも関わりがあり、また家庭生活から発し、家庭のなかでのみ教えることができるものである。

3 それは健康についての芸術である。またそれは、母親、少女、女主人、教師、保母などあらゆる女性が実地に学ぶべき芸術である。しかし、人々はおそらく、女性というものはその芸術のすべてを、たとえば小鳥のように、本能的に知ってしまうものだと思っているのであろう。この芸術は《健康への看護》とか《一般看護》とか好きなように呼んでもらいたい。人間の生活が営まれているかぎり国民の健康は女性の肩にかかっている。女性は、本職の看護婦が、病気の法則、病気の原因、病気の徴候、また病気の徴候ではなくてたぶん看護の善し悪しによる徴候などを認識すべきであると同様に、生命の法則と健康の法則とを認識しなければならない。

4 健康への看護は、健康のための芸術と、さらに健康増進のための芸術を必要とするが、これらはごく最近発見されてきた。そして、それに応えるために大きな組織がつくられ、必要な印刷物もすべて準備されてきている。健康のための医師もいるし、衛生事業も拡大している。しかし、家庭での健康に関する「御使《みつか》い」〔missioners〕たる看護婦はいない。

5 これらお歴々の医師たちの目を、家族、家庭や世帯や、貧しい人や富める人すべての習慣へと向けさせるにはどうしたらよいかについては、いまだ何もわかっていない。家族は法令ができる前から存在しているというのに……。人は「家族」には世話を必要とする健康があるなど全然思ってもいないようである。そして、家族の生命についてのこの偉大な女主人、彼女からすべての人が生まれてきたというその女性は、実際何も教えられてはこなかった。すべてのことが健康より優先されている。われわれは健康には注意を払わず病気に目を向けている。そういえば、われわれは正しいことを確信する前にまず誤《ご》謬《びゅう》について確信するものであり、また正義を発見する前に罪悪を発見するものであるといわれているが、これは最も信頼すべき筋から聞いた言葉である。

6 人間誰しも生まれてこなければ《ならない》のだから、赤ん坊にいかにして食事を与え、沐浴《もくよく》をさせ、衣服を着せるかなど、また、母親と赤ん坊とにどうしたら最高の清潔を保たせることができるかなどの知識ほど、大部分の女性にとって重要なものはないはずなのに、これほどなおざりにされている知識がほかにあるだろうか。助産婦はまったくこれらについて実施もしなければ教えもしない。さらに、私はかつて、多くの女医たちは「赤ん坊には関わりをもたない」とか、またもしそんなことをすれば「男性の医師たちに対する面目を失ってしまう」と考えているということを聞いたことがある。しかしもしそうだとすれば、女性であるのに赤ん坊に関わりをもたないということこそ女性としての面目を失うことになる、とわれわれは考えるであろうし、またすべての人が生まれた最初のときから、健康に対するこれらの配慮を与えられると思ったからこそ、「女性の医師」の出現を期待したのであったろう。もっとも、この非常に残酷な風潮のなかにも、ほんとうに尊敬すべき例外があることを私は知っている。

7 赤ん坊を健康に育てるための方法を、一般の助産婦や普通の母親に教える体系的な指導が行なわれているところを、私はまだ見たことがないが、それは健康な国民をつくりあげるうえでの最も大切な機能であると思う。赤ん坊は病人ではない。しかし赤ん坊は動物の生存の形態としては最もか弱いものである。これは健康な人に対する看護が要求されるひとつの例にすぎない。もっとも、これは非常に重要な例である。

8 三、道理からいっても事実からいっても、正しいことよりも誤りのほうが先に見えるものであるから、ここではまずつぎのように取り上げよう。（a）病気・病人の看護、必要な訓練。（b）健康・家庭の健康人の看護、必要な実地指導。それからつぎのことに言及《げんきゅう》する。四、看護婦が陥《おちい》りやすいいくつかの危険、五、協働することの利点、六、将来への希望。

9 病気とは何か？ 病気は健康を妨げている条件を除去しようとする自然の働きである。それは癒《いや》そうとする自然の試みである。われわれはその自然の試みを援助しなければならない。病気というものは、いわば形容詞であって、実体をもつ名詞ではない。健康とは何か？ 健康とは良い状態をさすだけではなく、われわれが持てる力を充分に活用できている状態をさす。看護とは何か？ この二つの看護はいずれも自然が健康を回復させたり健康を維持したりする、つまり自然が病気や傷害を予防したり癒したりするのに最も望ましい条件に生命を置くことである。病気を通して癒そうとする自然の試みが成功するか否《いな》かは、部分的にあるいはおそらく大部分、内科医や外科医などの科学的な指導のもとに行なわれる本来の看護の固有な働きいかんにかかっているに違いない。したがって、本来の看護は病気に苦しむ病人に生きる手助けをすることなのである。これは、健康な人への看護が、健康な子供や人々の体質を病気のない状態に保っておこうとすることと同じである。

訓練とは何か？　訓練とは、看護婦に病人が生きるように援助する方法を教えることである。病人を看護することは、ひとつの芸術である。しかも、系統的で実地に即した科学的な訓練を必要とする芸術である。なぜならば、看護は内科学、外科学、衛生学の訓練された奉仕者であるからである。二〇年前は優れた看護婦でさえも、今日の看護婦が内科医や外科医から要求される仕事の二〇分の一も果たさなくてもよかった。というわけで、看護婦は一年の訓練を終えて病院勤務についても、初年度は、次年度すらも、指導のもとに訓練を受けねばならない。医師は生命力を補うために指示を出すが、その力を実際に補うのは看護婦なのである。訓練とは、看護婦に、神が健康をどんなふうに創り、病気をどんなふうに創られたかを教えることである。訓練とは、生と死、健康と病気といった途方《とほう》もなく大きな事実に直面して、正確に観察し、理解し、正確に知り、実施し、正確に報告するという自らの仕事を自覚するように教えることである。訓練を受けることによって看護婦は、医師の指示や権威に対して卑屈《ひくつ》に従うのではなく、忠実であるべきことを学ぶ。指示に対する真の忠実とは、自主的で熱意ある責任感なしには存在しえないものであって、このことだけが本当の信頼感を保証するのである。訓練を受けることによって看護婦は、健康や生命を回復する働きに対し、自分たちが判断できる範囲内で手を打つ方法を学ぶ。厳密《げんみつ》にいうならば、内科医や外科医の能力や知識に理性的に従うことを学ぶ。また、健康のメカニズムの歯車《はぐるま》が、医師の指示されたとおりうまく嚙《か》みあうようにする方法を学ぶ。訓練を受けることによって看護婦は、生命に及ぼす看護の効果を、ケアの有無《うむ》の事実とか、罹病率《りびょうりつ》とか、罹病期間とか、死亡率などとしてかなり正確にたしかめられることを知るに違いない。

11　修練とは何か？　修練とは心の訓練の真髄《しんずい》である。私の知人だが、見習生の看護婦を指導することに優れたある女教師が、つぎのように言っている。「われわれの道徳的、身体的、精神的な能力を充分に伸ばしうるものは、まさに教育であり指導であり訓練である。しかもそれは、現在の生活のためばかりでなく、現在を未来のより高い生活のための修練の場であると考えて行なわなくてはならない。そこで修練は秩序や方法を含むことになる。われわれは自然の法則（「神の法則」）についての知識を得るにつれて、秩序や方法やそれぞれのあるべき場所や各自の仕事がわかるようになるし、それだけでなく、物や力や空間に無駄のないことも見えてくる。またわれわれは、あわてることもないとわかってくるし、自分たちの環境や自分自身に対しても根気強くなってくる。そして学び続けるにつれてますます鍛《きた》えられ、自らが置かれた場で働くことにより満足を覚えるようになり、仕事の結果（の自分の利害など）を見ようとするより、課せられた仕事を果たすこと自体に熱中するようになる。このように、明らかに神はわれわれに、この『祝福された骨折り仕事』を続けていくために必要な、忍耐力と着実性とを与えてくださるのである。この仕事こそ神がわれわれのほとんどにとって最良の修練であると見なされたものなのである」。

12　よい看護婦訓練学校とはどのようなものか？　病院管理面で最も好ましい条件はつぎのとおりである。

13 第一に、理事会から権限を委任《いにん》された、一般市民である専従《せんじゅう》の理事長（収入役と呼んでも常任理事長と呼んでも差し支えない）を擁《よう》する非専門職による優秀な管理体制。これが骨子《こっし》である。定期的に開かれる事務職員の協議委員会をもち、医療職員の意見を取り上げる。委員会における医療職員はあくまでも相談のためのものであり、執行権をもってはならない。もしそんなことが起こると、彼らはしばしば自分の立場から判断を下すことになり、それは致命《ちめい》的なことになる。行政官が医師である必要がないのと同様に、医師は管理者（執行者）である必要はない。財政や一般事務の監督や病院全体の管理といった責任は、常任委員長とその委員会担当の他の職員をもって活動している委員会に一任《いちにん》するがよい。

14 第二に、往診医と病棟医とからなる強力な医師団、および医学校。

15 第三に、看護婦の指導や修練に対し事実上の責任をもつという観点からの病院管理。看護婦たちは管理者であるマトロンに委《ゆだ》ねられているが、マトロンは自分自身訓練を経《へ》てきており、病院内の全女子職員の事実上の長でもある。看護婦の修練や訓練に対する責任や看護管理上の責任は、どのような職名で呼ばれるにせよ、看護職員の長である女性に委ねるがよい。彼女自身は直接病院当局に対して責任を負うべきであり、部下である看護婦や他の職員は、各自の義務を果たすという点でマトロンに対して責任を負い、指導や修練に関してもマトロンだけに責任があるようにすべきである。彼女に是認《ぜにん》したはずのその地位を病院当局が奪《うば》いとって成功した例はかつてなく、この看護の最高責任者と看護婦との間に第三者が介在して成功した例もまたないのである。このようなことは規律にとって致命的である。規律がなければ、病院組織全体の目的、すなわち患者の治療に関する内科医や外科医の指示を効果的に実施することは達成されないであろう。

16 基礎としてよい病院組織が得られたならば、さらにつぎの条件が要求される。(1)訓練《を目的とした特殊な組織》。すなわちその組織の下では、見習生には病室で体系的な技術教育が施《ほどこ》され、その病室の「シスター」[1]は見習生を訓練し、その進歩を記録し「評価」することが仕事となり、また見習生が手当り次第《しだい》に技術を手に入れるために病室に配置されるようなこともない。(2)見習生のために病院内に設けられたよい「ホーム」。そこで彼女らは心の修練を積む。というのは、技術面の訓練だけでは、事の半《なか》ば、いやそれ以下しか達成できないからである。そこでは見習生は「ホーム」のシスター(学級教師)からしっかりと母親のような世話を受ける。

17 (3)訓練学校の職員。(a)全般を司《つかさど》る経験豊かなマトロン。この人は舎監《しゃかん》であるだけでなく明らかに看護についての長であり監督者でもある。(b)「ホーム」シスター(助監督)。この人は授業を行ない生活上の修練も行ないながら、「ホーム」を見習生の本当の家庭にしようとする。(c)病棟のシスター(看護婦長)。この人は訓練学校の訓練を経た人で、〔この人のポストは〕ある程度永続的であまり変わらない。というのは、この人たちは、全状況における中心的存在であり、マトロンはこの人たちを通じて昼夜勤の看護婦、見習看護婦、病棟婦、病人などに働きかけるからである。それも結局は病院が病人のためにあるものであって看護婦のためにあるのではないからである。そして病人は見習生に教育の機会を与えるために存在しているのではない。むしろ見習生は、自分自身のためではなく、病人のために病院に来ているのだと自覚しないかぎり、全然いないほうがましなのである。

18 マトロン、マトロン補佐、「ホーム」シスター、その他の女性の責任者のあいだには、《和親《わしん》協約》が結ばれていなければならない。そして頻繁《ひんぱん》に非公式の会合をもって情報を交換しあうことをしなければ、訓練に関しての統一を欠くことになる。

19 本来の看護は、処方された薬剤や刺激物を与えたり外科的処置を施《ほどこ》したりすることのほかに、新鮮な空気（換気）、日光、暖かさ、清潔さ、静けさを適切に活用し、食事を適切に選択して与えることなど、すべて病人の生命力の消耗を最小にするよう行なうことを含んでいる。そして家庭での健康を守る看護もこれと同様に、健康な人の生命力をできるだけ高めるように、この同じ自然の力を適切に活用することを意味するのである。

20 われわれは、まだ目標には程《ほど》遠いとはいえ、本来の看護に対する訓練や指導の必要性には目覚めてきた。しかしいわゆる文明の無視できない部分が健康の法則とはまったく逆の方向へと発展しつつある現在、なおまだわれわれ未開の人たる女性たち一般は、赤ん坊や家中の者の健康をその手に委ねられていながら、健康というものを、（トプシー〔Topsy〕が「神様がつくってくださったそのあとは、自分で大きくなってきた」と言ったように）ひとりで培《つちか》われてくるものだと信じつづけているのである。そして草木が暗い閉め切った部屋では枯れてしまうことはよく知っておりながら、そのような部屋、特に寝室や仕事場に人間を閉《と》じ込めて、なお草木に対すると同じほどの配慮すら人間の健康には払っていないのである。

（1）シスター〔sister〕。これも英国の特に病院内での独特の呼び方で、マトロンの下につく中間管理者看護婦に対する尊称であって、カトリック教会でいうシスターとは意味が異なる。わが国でいえば看護婦長にあたるであろうが、看護婦長という公用語に対してはhead nurseがあるので、これと区別するためシスターと訳した。これもロンドンの病院などでは公用語となっている。

21 赤ん坊の寿命は、健康の条件の最も鋭敏《えいびん》な判断テストになる。都市あるいは地方の五歳未満の幼児の死亡率はどうであろうか。保健衛生についての書物上の知識ならば豊富にある。子供の高い死亡率の原因については完全に知られている。すなわち、主として清潔の欠如《けつじょ》、新鮮な空気の欠如、不注意な食事と衣服、洗濯の不足、不潔な羽毛《うもう》入りベッドと寝具――ひと口で言うならば、それは健康に対する家庭の注意不足である。その対策については、その原因と同じほどよく知られている。しかし、この知識のうちはたしてどれだけが家庭内に採《と》り入れられ、貧しい人にも富める人にも、習慣化されてきたであろうか。今や疾病の媒体《ばいたい》として、感染、ばい菌などといったものが重視されるようになった。そして消毒や防腐対策といった「神秘な儀式」が衛生対策や健康法にとって代わった。

22 たとえば、換気の状況を本当に知るには、朝、寝室や病室から戸外へ出てみることである。そして帰ってきたとき、もし少しでも息苦しさを感じたならば、その部屋の換気は充分ではなく、その部屋は健康人にとっても病人にとっても寝るには不適ということになる。これが有害物に備える自然のテストである。

23 神の法則――生命の法則――はいつも条件次第《しだい》のものであり、いつも冷厳《れいげん》なものである。しかし、母親、女教師、保母たちは、神がわれわれの身体とその身体の存在している世界とのつながりを定められた諸法則のなかでいかにすべきかを、実地に役立つようには教えられてはいない。換言《かんげん》すれば、神が精神を送り込まれた身体を、健康な器官にもすれば不健康な器官にもするその法則について、学ぶこともしなければ実践することもできない。われわれは子供たちを健康にするすべを実践してはいないのである。

24 これについて、すべての非は女性たちにありとすることは、まことに不公平である。建築、排水、給水に責《せ》めをおくのも、またしかりである。新鮮な空気を採り入れることのできない家は、田舎《いなか》には何百万とあり、町にはさらに多く、また金持ちの家でさえもそういうことがある。

25 仕事場についていえば、労働者は健康が唯一《ゆいいつ》の資本であることを忘れてはならない。そして働く場に清浄な空気を確保する方法を考え出し、それを実現するよう互いに理解し合うことが必要である。清浄な空気は健康を保つうえに主要な作用を及ぼすもののひとつであるからである。これは《おそらくは》「労働組合」、いやストライキにも匹敵《ひってき》する価値あるものであろう。

26 それに、すし詰《づ》めの国公立学校――そこでどんなに多くの小児伝染病が発生しているであろう！　りっぱな寄宿舎《きしゅくしゃ》でも同じである！　猩紅熱《しょうこうねつ》や麻疹《ましん》を、「目下《もっか》の流行病」とか「今年たくさん起こること」などと片づけたりはもうしないで、すぐにその真の原因に結びつけて考えてもらいたいものである。またペストや悪疫《あくえき》については、神がそれをわれわれの手に委《ゆだ》ねられたことを知ったからには、それを「神の思《おぼ》し召《め》し」などと言ってもらいたくないものである。

27 今年猛威《もうい》をふるった主な流行病は「愚行《ぐこう》」である。あなた方は世論を起こさなければならない。官僚は一般にあなた方がさせようとすることだけしかしないものである。そこで《あなた方》大衆がしてほしいことをさせなければならない。しかし、世論とか人々の声が、建築や排水問題にいくらか目覚めたとしても、実際の健康法を母親や少女に教育するところまではとてもいかない。それではこうした無知に対する治療法はどんなものだろうか。

28 家庭内の健康は、家庭からのみ学びうるし、家庭内においてのみ学びうる。ある優れた医師が今日の救急法講義、看護の講義、最近の健康法の講義に言及《げんきゅう》して、つぎのような意見を述べている。「われわれが地域社会に講義を『ふりまく』のであれば、それは問題をもてあそんでいるにすぎない。そんな教授法は指導ではないし、決して教育でもありえない。医術が看護と同様、病室内や病人のベッドサイドにあってはじめて適切に教えられ適切に学ばれるように、衛生についても家庭においてのみ正しく教え学ぶことができるのである」。これを実際にやってみる試みがいくつかなされたが、それについては後で述べることにする。

29 賢明な人々が言っているように、医学や解剖学や生理学その他同系統の学問のうちの選ばれた主題について、一連の講義を大衆の口に合うように「うすめて」与えることが何らかの効果をあげていると考えるのは――その種の講義をするときに実際に試みられていることであるが――期待のしすぎというものである。

30 「人々は講義にたいへん興味を示している」というだけでは明らかに不充分である。要点は、その人たちがあとでその講義を、自分の家で実践してみたかどうか、また家族の健康と健康を増進する手だてとしてそれらを実際に応用したかどうか、である。母親たちにとって家族の健康より以上に実践してみる価値のあることがあるであろうか。

31 今ここで述べている仕事は、病気を看護することとは関係ないが、健康を阻害《そがい》するものを取り除くことによって健康を維持することに関わっている。そしてその阻害するものとは一般に、汚れ、飲物、食事、湿気、通風、排水などであると要約してきた。

32 しかし、実際に人々は衛生が健康に影響し病気を予防するとは信じていない。そんなことは、医師や金持ちの人々の「気まぐれ」だと考えている。彼らはカゼや伝染病が人から人に伝わるものだと信じているが、それが不潔な土、汚れた空気、不純な水のためだとは考えない。病人を看護する看護婦の訓練については、すでに行なわれているように、健康を守る看護婦の訓練に大衆の注意を向けることによって、これら害悪《がいあく》への対策が見出されないものであろうか。

33 前にも述べたが、英国では、家庭における健康の看護に関する計画は、州の新設行政に関連して生まれてきた。それによって州自治体（州議会）は法令にもとづいて、すでに行なわれていた衛生視察や伝染病予防に対する権限に加えて、看護と衛生知識を教育するために財源を拡大して使えるようになった。この計画は地方のためのものであるが、その一般原理は、新たな一連の難事《なんじ》が発生するであろうし、また別の処置が必要であることもあろうが、多数の人間が密集している都市にも適用できるものである。

34 その計画は、保健指導員と呼ばれる女性を養成して、村落《そんらく》の母親たちに指導する資格を与えようとするものである。その指導内容は、（1）衣服や寝具や家屋《かおく》など、人間の衛生的な条件、（2）成人、産前産後の女性、乳児、幼児の健康管理、である。保健指導員の指導は、まず村落で講義をし、ついでそれぞれの家庭に入り、母親との話し合いという個人的な指導法が用いられ、つぎのような点に目が向けられる。すなわちその内容は、（1）衛生上の見地からみた家庭内の条件、（2）皮膚や循環や消化に関して身体を健康に保つ主要原理、（3）緊急災害時に医師が来る前になすべきことと、乳児、幼児の扱い方に関する指導、などである。

35 この論文の補遺《ほい》に、家庭の保健指導員の養成計画と、保健指導員に対する医師の講義内容の要旨と、

36 指導員が村の母親たちに行なった講義要旨とが載《の》せてある。

四、危険——看護が存在しはじめてから三〇年を経たばかりなのに、危険が現われてきた。——（1）時流にのってしまうことと、その結果、熱意を失ってしまうこと。（2）一方では金銭目当てになること。女性は賃金だけでは生きられない。（3）看護をひとつの職業であるとして、それを天職であると考えないことである。

37 何かに《天職》〔calling〕を感じるとは、どういうことであろうか。それは、もしそれを行なわなかったら指摘されるからするというのではなく、何が《正しく》何が《最善》かという高い理念を満足させるために仕事に打ち込むことではないだろうか。これは靴屋から彫刻家に至るまで、誰もが天職に正しく従うためにもたなければならない「情熱」である。さて、看護婦は靴にも大理石にも関わりはないが、生きている人間に関わりをもっている。

38 それでは、天職であるための高い格調をもち続けること、すなわち自分の天職と自分が選ばれたこととを確かなものにするにはどうすればよいであろうか。それは、よい仕事をするうちに目的や行為を共有することがつくり出す共感のきずな（団結心）を育むことである。病院の看護婦や見習生のために院内に設けられた共同の看護婦ホーム、個人看護婦が仕事の合い間に利用する共同のホーム（病院付設でも別でもよい）、地域看護婦が四、五人で住めるホーム（場所はどこでもよい）、これらのどのホームにおいても、技術的な指導とともに、思いやりのこもった経験豊かで道徳的で宗教的な監督を受けて、いつも物質的な不足は充足され、一定した共感に支えられていること、これによって、仲間たちの意気は保たれる。人はパンのみでは生きられないが、女性はなおのことそうである。賃金が唯一の問題ではなく、高い家庭的な援助が大切なのである。

39 こういった設備の不足は、特に個人看護婦のあいだで、より強く感じられている。病人や傷病者を家庭でひとりずつ看護する訓練された個人看護の発達は、最近めざましいものがある。しかし、看護婦がどのような訓練を受けており、実際にどのような女性なのかについての知識不足は、これに劣《おと》らず驚くべきほどである。危険といえば、個人看護婦が無責任な根《ね》なし草《ぐさ》になるかもしれないということがある。個人看護婦はホームをもっていない。おそらく登録簿の名前による以外は見分けることのできない、何百人何千人という互いに未知の女性集団にすぎないので、そこには団結心など存在しえない。感情や高い意気の共感などまったくありえない。そして残された唯一の目的は賃金の値上げをかちとることだけになりがちである。看護ホームがないことは、目的に向かって進み続けるうえではほとんど致命的な弱点である。病院での夜勤看護婦や地域看護婦（貧しい病人のための教育された看護の一分野で、最近発達してきているが、慈善事業は行なわない）でさえも、そして特に個人看護婦は、もし彼らに団結心もなく、また勤務の合い間に訪れて賢明で思いやりのこもった指導が受けられるホームもないとなると、堕落《だらく》してしまう。心ある看護婦たちが自ら言っているように、休暇のときに得られるものや、娯楽《ごらく》やお金で得られるものは、多くの人たちにとってはだんだんと危険なものになりつつある。個人看護をしている看護婦は、時には甘やかされて駄目《だめ》になり、時には「食い物」にされたり、あるいは両方を味わうこともある。

40 すでに述べたように、この二、三年間に、訓練された個人看護や地域看護の重要性ははかりしれないほど増大してきた。そして同時に、その養成と管理（技術的な訓練はもとより、意気と人格を最高のものに維持するという意味においての）の方法もまたはかりしれないほどの重要性を加え、ほとんど新しい出発点を設定しなければならないほどであるといわれてきている。看護は婦人帽子屋よりもっと天職であることを失っているかもしれない。二、三年の間おもしろい職業に就《つ》いて自由に暮らし、できるだけ少なく仕事をして、できるだけ多く楽しむ、という危険な風潮が押し寄せてきている。

41 （4）もうひとつ、おそらく何よりも大きいと思われる危険がある。これもまた日に日に増大してきている。それは、文学に関する教育や、文学を教える女子大学が新たに生まれどんどん増えてくるにつれて、一部の人々、最優秀と目される女性たちでさえ、すべてのことは書物と講義とによって教えうるし、試験によってテストされうる――記憶こそが優秀さへの重要な段階である――と信じるようになってきたことである。

42 園芸や農業を書物を通じて教えうるだろうか。さまざまの人工肥料や自然の肥料や、それぞれの目的を書物を通して説明できるであろうか。あらゆる土質《どしつ》について知り、それぞれに適した肥料を用いる能力は現実的なことなのである。フューズリ〔Fuseli〕の「講義」をすることによって絵を描《か》くことが教えられるであろうか。フューズリ自身が、どのようにして色を混《ま》ぜるかを尋《たず》ねられたとき、「頭で混ぜます」と答えている。すなわち頭脳に導かれた実践である。しかし看護の実践には全然別の種類のことがある。つまり、看護は生きた身体と生きた心と、心身一体のあらわす感情とに働きかけるのである。

43 鉛管工や機関士などには試験をして免許状を与えるといわれている。しかし、看護婦を鉛管工や大工や機関士などと、あるいは庭師《にわし》とでさえも、比較することは不可能である。彼らとの主要なそして非常に重大な違いは、看護婦が生きている身体に働きかけねばならず、また同じく生きている心に働きかけねばならないということである。すなわち、その生命とは植物の生命でもなければ単なる動物の生命でもない。それは人間の生命である。それは生きており、しかもそれは電気の力や引力によってではなく、人間の力、意識をもった力で生きているのである。看護婦が、自分に託《たく》されたこの心身ともに傷ついた生命にどのように働きかけているかという点に関して調べてみようと思うならば、あなたは一日中検査をし続け、また監督し続けなければ調べることはできない。

44 内科医あるいは外科医はたぶん一日に一回ないし二回、回数は同じではないだろうが、指示、それも一般的には条件つきの指示を出す。看護婦は二四時間をすべて、その条件を理解しつつその指示を実施しなければならない。

45 看護婦に要求されることは、体系的な方法、自己犠牲《ぎせい》、慎重な行動、仕事に対する愛着、役割に対する専心（すなわち善なるものへの奉仕）、勇気、兵士のもつ冷静さ、母親のもつやさしさ、自信過剰のないこと（すなわち自分は完全に行なったとかこれ以外によいことはないなどと決して考えないこと）などである。看護婦は自分の仕事に三重の関心をもたなければならない。ひとつはその症例に対する理性的な関心、そして病人に対する（もっと強い）心のこもった関心、もうひとつは病人の世話と治療についての技術的（実践的）な関心である。看護婦は病人を看護婦のために存在するとみなしてはならない。看護婦が病人のために存在すると考えなければならない。

46 この点において、看護婦の訓練が書かれた学問に依存していることが、今やひとつの実際面での危険であるかもしれない。私は《かもしれない》とだけ言っておくが、それは、診断に満足したり、症例の病理のみに大きな関心をもちすぎたり、治癒《ちゆ》する見込みのないときにも病状を軽減するためのあらゆる手段を求めたり考えたりするということを怠《おこた》ったりする、という危険である。

47　看護婦は、病人の症状を見てそこに病気のなせるわざを探し求めると同じように、そこに看護の落度《おちど》がなせるわざをも探し求めなければならないことも、決して決して忘れないでほしい。

48　（5）四、五〇年前には、病院は病人を収容するいれものと考えられていた。「病院は病人に害を与えないか？」ということは決して第一の問題ではなかった。そして、病院が病人に衛生上の害を与えることのないように建築され整備されるためには、長足《ちょうそく》の進歩が必要であった。現在では病院を看護婦を訓練するためのいれものと考える危険がある。彼女たちを傷つけず、いわゆる「全面的な」訓練を実際に行なえるようになるには、かなり大幅な進歩を待たねばなるまい。

49　一定数以上のベッド数をもっている病院で、三年間のいわゆる訓練または勤務をしたという証明書とか免状とかが、公的に登記《とうき》された場所で働く看護婦の資格を充分に保証できるものであろうか。これは、われわれが庭に三年間植えられていた樹木の価値を、その庭が一定の広さをもっているということで保証しようなどとは思わないのと同じことである。

50　（6）もう一つの危険。それは固定化してしまって進歩しないことである。「進歩のない組織でもちこたえたものはない」。われわれは未来に向かって歩いているのだろうか。それとも過去へ向かって？　われわれは進歩しているのだろうか、それとも型にはまってきているのだろうか？　われわれは未開であった看護の文明の入口をやっとまたいだばかりであることを忘れまい。まだなすべきことがたくさんある。平凡な型にはまることはすまい。

51　危険を要約してみよう。

52 i　一面では世の流行にのること。そして熱意が足りないために看護を生命のあるものにできないで単なる興味をもつにとどまること。

53 ii　他面では単にお金を得ることになる。人はパンのみで生きるにあらず。まして女性においてをや。

54 iii　天職ではなくて専門職にすること。あなたの天職とそれに選ばれたことを確かなものにしようとしないこと。特に個人看護について言えることであるが、自らの高い天職の目標に向かう気持ちを高め、気力を維持するための共同の看護ホーム*をもち共感を育てることが必要である。

* 合衆国の付添看護婦は、おそらく英国より高い教育を受けている。だが一方、彼女らが学歴に見合う地位をもっているかどうかは疑問である。

55 iv　特に、現場での修業でなく、書物や講義で学びうると考える危険。

56 v　健全な病院組織に必要な条件について考えることなく、特に、看護婦の指導や修練のための女性責任者の職責をも無視して、一定数以上のベッドがある病院であれば、看護婦訓練の場になると考えること。

57 vi　進歩するのではなく型にはまってくるという切迫《せっぱく》した危険。「進歩のない組織でもちこたえたものはない」。われわれは公的な登録によって利益を得たりなどできない登録の対象なのである。われわれの保証人を誰が保証すべきなのか？　それを調査するのは誰なのか？　これでは母親を看護婦として登録したほうがましである。優れた看護婦は優れた女性でなければならない。

58 五、個体の健康は地域社会の健康である。個体の健康なくして地域社会の健康はありえない。

59 闘い、すなわち自分自身との闘いやわれわれに向かってくる悪との闘いなどは必要なものかもしれないといわれている。がしかし、それは健康にとっては敵である。興味や娯楽をともにするとか、最良の空気、最良の食品、その他人生を有益に健康に幸せにするすべてのものを確保するために協力しあうといった共同こそが、その解毒剤《げどくざい》である。独立独歩《どっぽ》ということは存在しない。成功というものがあるならば、それは共同のおかげである。

60 シカゴ大博覧会は世界の津々浦々から参加した大きな共同の姿であり、人間が人間にお互い同士負《お》うていることを証明している。

61 合衆国は、何とすばらしい共同することの教えを全世界に与えてくれたことか、また現に与え続けていることか。

62 どんな仕事をするにせよ、実際に学ぶことができるのは現場においてのみである。理論も書物《しょもつ》から学ぶことも、決して実地修業を不要にすることはできないし、またそれらは踏み台としてのほかは何の役にも立たない。そして、ほかのことより何よりも、健康に対するこの真実がそれを語っている。書物で学ぶことは、健康を守る現場の実際的な健康を知的に描《えが》くためにのみ役立つ。だから現場で行なうひとつひとつの働きが、どこかで学んだことの実際例であるように感じられるのである。経験によってたたき込まれたものは忘れられないが、知識によって手に入れたものはあまりにも簡単に忘れられてしまう。

63 理想は求めよ、だがそれを実行に移せ。「漠然と勧告するだけではなく、その信念を健康のあらゆる

64

細部にわたって働きかけるエネルギーに変えようとする努力によって」そうせよ。何百年も続いている迷信、何世代にもわたっている悪い習慣は、講義や本や試験などで直すことができるものではない。

六、われわれはこういう希望をもっている。年々熟練した観力のある看護婦をという技術的な資格要件が医師からの要求として高くなっており、進歩してきてもいるが、単に技術面ばかりでなく、善良で信頼するに足《た》る女性としての資質も向上させてほしい。その資質なくしては、優れた看護婦であることはできないのである。試験答案、試験、公式登録、卒業などは、このような資格の根拠とはならない。おそらく優れた看護婦にはとうていなりえないような最低の教育しかない女性家庭教師が、試験の答案では最高点を得たりするものである。一方、最高の看護婦が最低点を与えられることもあるかもしれない。願わくば、看護婦は最高の精神的な支配者によるこの世界の精神的物質的支配について、もっともっと深く理解してほしい。そうすれば看護婦の「自分の行ない」よりはるかに高邁《こうまい》で善で聖なるその支配者は、看護婦をおおい包み、彼女自身の行ないを導き、彼女自身の行ないと神の支配とはだんだん一致することが多くなっていくに違いない。そして結果として、この「すべてのうちで最高の願い」が彼女のものになるであろう。そうして彼女はより向上する。言い換《か》えれば、先に述べたいろいろの危険、つまり流行、単なるお金目当て、孤独なお金かせぎなどを超越して、よい「ホーム」の共感と支持とによって得られるすばらしい援助を利用して、ともすれば頭をもたげる個人的な屈辱感《くつじょくかん》や自らの熟練に対する高慢（ただし自分の医師や養成所に対する正当な誇りはもってもよい）、みせかけや場当たり的な言動などからも超越し、すべてのものの最高の段階へと自らを高め、最高の善、すなわち神との共同者たるべく努力しよう。これからのことを「やりおおせた」とき、何と高邁な看護婦となりうることか。現実から遠く言葉においてのみ「やりおおせた」人の、何と低劣《ていれつ》な看護婦であることか。

65 私たちはいま、看護の入口に立ったばかりである。

66 将来——私は年老いているので、この目で見ることはないであろうが——さらに道は開けてくるだろう。すべての幼児、すべての人たちが健康への最善の機会を与えられるような方法、すべての病人が回復への最善の機会を与えられるような方法が学習され実践されるように！　病院というものは、あくまでも文明の発達におけるひとつの中間段階にすぎず、実際どんなことがあっても、すべての病人を受けいれてよいという性質のものではない。

67 われわれは、すべての母親が健康を守る看護婦となり、貧しい病人はすべて自宅に地域看護婦を迎えるその日の来るのを待とう。しかし、それは登録によってもたらされるものではないであろうし、また、その看護婦も決して型にはまった看護婦ではないであろう。われわれは、看護の足跡《そくせき》をあちらこちらで見かける。しかし、病人の回復に必要な基本的な条件を提供する方法を知っている国家、種族、階級のようなものは見当たらないし、そこの母親たちが自分の子供を健康に育てる方法を知っているというところも見当たらない。

68 《われわれ》がみんな死んでしまったとき、自ら厳しい実践のなかで、看護の改革を組織的に行なう苦しみと喜びを知り、われわれが行なったものをはるかに超えて導いていく指導者が現われることを希望する！　すべての看護婦は神の支配内のひとつの原子《げんし》であってほしい！　しかし、そこで看護婦は孤立せず自らの場を占めなければならない。幾《いく》千という看護婦の漠《ばく》とした集団内の一原子《げんし》であってはならない。この高邁《こうまい》な願い、それは裏切られることはないであろう！

地域看護

69 地域看護については、個人看護についてと同じような危険とともに（慈善）の危険についても一言いっておく必要がある。

70 地域看護婦は、家庭に住み込んでひとりの患者に付ききりで看護するのではなく、貧しい病人を自宅に訪問して看護にあたる看護婦である。地域看護婦は熟練した看護を提供するが、それは（慈善）ではない。（慈善）は熟練した看護婦の仕事とは相容《あいい》れないことであり、また（慈善）は病人とその家族をあまりにも貧民《ひんみん》扱いすることが多いからである。地域看護婦は医師のもとで仕事をするが、医師は訪れてくるとしても、一日に一回以上のことはまれである。地域看護婦は医療事務員でもなければならず、医師に代わって記録をとり、看護婦であると同時に介助者でもなければならない。その他、部屋の面倒《めんどう》も見なければならず——都市では家族が一室のみで暮らしていることもよくあるが——すなわち、換気、清潔、回復へ向かって朗《ほが》らかに過ごさせるなど、よい看護のために気を配り、また家族や隣人やいちばん歳上《としうえ》の子供などに、そのように保つことを教える。衛生上の問題点があれば、担当する当局へ報告する。もし病人が賃金労働者であり、入院の必要のないケースであれば、看護婦はそれによって全家族が障害を受けたりしないように予防したり、救貧院《きゅうひんいん》送りにならないようにしたりする。もし入院を必要とするケースであれば、その方向に推《お》し進《すす》める。

71 地域看護婦は彼女自身何かを与えるということはないが、必要なものを提供したり、実生活上の要求に適当な措置《そち》を講じてくれたりする地方機関のことを知っているし、また知っていなければならない。

72 彼女が自由に利用できるような病院設備はまったくないかほとんどないので、問題を独創的に処理する才《さい》が必要である。

73 彼女は実際に病院内の看護婦よりも深い学識をもち、責任を果たせるようでなければならない。

74 彼女はおそらく一日に八人の病人を受け持つことができるが、伝染病患者の看護と助産の看護は他の病人とかけもちをしてはならない。

75 彼女は常に自分より熟練した上級者の監督を受けていなければならない。ひとりで住んだりせず、可能なかぎり他の地域看護婦とともに看護ホームに住み、経験豊かな監督者の指導を受け、自分の能力の無《む》駄《だ》づかいや質の低下に備えなければならない。これはもちろん地方で実施するのは困難であり、特にスコットランドのような人口の少ない地方ではそうである。しかし、少なくともこれに近いことは可能ではないだろうか。つまり継続した監督の代わりに、定期的な視察を行なうなどである。地域看護婦は病人の看護婦であると同時に、保健指導員でもなければならない。

地域看護婦の養成

76 保健指導員に対する家庭の健康を守る訓練と指導の計画は、以下のように要約される。

77 （1） 適性と経験について。その地方の関係官庁から選任された保健担当の地方医務官。

78 (2) 地方の保健担当職員によって行なわれる保健指導員を志す女性や、その他の人々向けの講義。少なくとも一五以上の講義からなるこのコースには、初歩の生理学が含まれる。すなわち、身体の器官の説明、それぞれの器官が身体の健康にどのように影響するか、どうすれば各器官が正常に保たれるかなどであり、それは、村で一般的にわかりやすく教えるにあたって、科学的な基礎として用いるためにまとめられた衛生学の要約である。

79 (3) 保健指導員の資格を取得しようとする人に対する、さらに上級の教育。これは講師から口述や論文で行なわれる。

80 (4) そのクラスの出席者に対し、医務官によって行なわれる教育。これは村へつれて行って田舎家《いなかや》を訪問し、何を観察し、どのように訪問するかを指導するもの。

81 (5) 保健指導員の資格試験受験者のうち、一定数を医務官が選定する。その資格は、人柄がよく健康で指導性があり、村の母親たちに自分を受け入れてもらえるコツをつかんでいることである。

82 (6) 地方当局から依頼された外部の試験官による資格試験。その試験官は地方や村の生活の条件に通じており、医務官と協議して、両者が満足であると考える受験者を地方当局に推薦《すいせん》し、当局は必要数だけ採用する。

83 (7) 保健指導員は、比較的大きな村とか商業町を中心に、いくつかの小さな村をもっている地域へ任命される。それらの地域には地方当局から出ている地域委員会がある。各村には地域委員会から出ている地区委員会がある。地区委員会は保健指導員の講義の調整をしたり、指導員を受け入れるために必要な準備をしたりする。

84 （8） 保健指導員は医務官の監督のもとで仕事をするが、医務官は、最初の段階では、できるだけ指導員を村に紹介して、指導員の仕事の実際的な効果を検討することを自分の任務とすること。

85 （9） 講義は簡単でありふれた言葉で行なわれる。講義は〔地域の〕女性たちと親しくなることを目的としている。そして、その後それぞれの自宅を訪問し、実際に彼女たちの家で講義で教えたことをやってみせるよう努力する。

86 （10） 保健指導員がある地域に定着してくると、見習生を受け入れることができるようになる。見習生は医務官の講義や授業に出席しながら、保健指導員の訪問について巡回する時間をつくることができるであろう。

保健指導員に対する講義要旨

一、衛生条件　（1）人体　（2）衣類と寝具　（3）住居
二、健康の管理　（1）成人　（2）産前産後の女性　（3）乳児と幼児

一、衛生条件

87 （1） 人体――全身のケア・皮膚の清潔・毛髪とヘアブラシ・歯と歯ブラシ・必要最小限の器具とその知識・毎日ぜひ必要というわけではないが、大きな容器と充分な水（場合によっては入浴し、石けんを使ってよくこすることが絶対に必要なこともある）・皮膚の摩擦《まさつ》の効用・身体は空気を汚す主要な源であるから清潔に保つことが最も重要なこととなる。

88 (2) 衣類と寝具――暖かく軽くゆったりとして、どこも圧迫しない衣服・皮膚に直接汚れた衣類をつける危険・体内から排泄された有害物質の再吸収・昼と夜と同じ下着をつけることの危険・衣類や寝具に空気を通すことの重要性・洗濯できない衣類を日光に当てること・古い衣類や寝具にひそんでいるばい菌のこと・湿ったシーツや湿った下着をつける危険・ベッドの改良・羽毛《うもう》ベッドはほぐしかえし、マットの包布《がわ》は毎年洗濯する必要があること。

89 (3) 住居――健康的な住居を選ぶ方法――方位、位置、凹地でないこと・谷間の霧・よい地盤、日光と通風の価値・水と空気とそれらを汚染するものすべてに留意《りゅうい》すること・あなた方は自分の家のなかで空気を吸わ《ねばならない》・たとえ食事は貧しくても（よく調理されていれば）、新鮮な空気があればそれでよい。しかし、最上の食事も新鮮な空気の不足を補《おぎな》うことはできない。地方で、排水や水、下水、便所などについて衛生当局が訴えていること・鉛管《えんかん》工事、防臭弁、どのような場合に防臭弁が安全でなくなるか・清潔、手の清潔、新鮮な空気のために最もよい消毒剤・寝室の換気・夜間閉めきった寝室の有害な空気・危険信号としての悪臭・寝室を多人数で使う危険・ほこり、汚れ、湿気の危険・ベッドの作り方・床や壁、寝室の瀬戸物《せともの》器具、台所のポットや鍋類を清潔にする方法・危険のもとである不潔な床・煉瓦《れんが》の浸透性・板と板とのすき間は腐敗物で埋まるかもしれない・たくさんの水で流すのは危険である、湿った布で拭《ふ》き乾いた布でこすること・壁紙をきれいにし、汚れた古い壁紙の上に貼らないこと・しっくい壁の効用・直射日光の効果・人の住まぬ部屋の危険・上品ぶった客間・それにつきものの骨までこたえる冷え、ミルク鍋や水さし、台所のテーブル、まな板などの不潔の危険・水は硬水《こうすい》か軟水《なんすい》か――それが水であって水プラス汚水《おすい》ではないかを見ること・ミルクはミルクであってミルクプラスプラス汚水ではないかを見ること。

二、健康管理

90 （1）成人――食事・性・年齢、気候、職業、個人差による影響・動物性食品と植物性食品・ミルク、バター、チーズ、卵など・不充分な食事、偏《かたよ》った食事、調理不充分な食品の影響・病気をもった食肉、腐りかけた魚や肉や果物、それに未熟な果物や野菜などのもつ危険・悪寒《おかん》、便秘、下痢、消化不良、脱腸、リウマチ、ひょうそ、など。

91 （2）産前産後の女性――食事、新鮮な空気、明るい気分・不潔な羽毛ベッドに臥床《がしょう》することにより血液が毒されることの危険。

92 （3）乳児と幼児――授乳、離乳、食事の世話・規則的な食事・鼓腸《こちょう》、鵞口瘡《がこうそう》、ひきつけ、気管支炎、クルップ・子供にとって健康的な条件について、母親への簡単なヒント・清潔・食品・便秘と下痢を予防するための食品・アルコールや麻酔剤を子供に与える危険・頭蓋骨《ずがいこつ》がまだ開いているあいだに子供に重いかぶりものをさせる危険・鎮静シロップを用いることの致命的であること・身体的精神的な病気の前兆――発熱、股疾患、脊柱《せきちゅう》の彎曲《わんきょく》、消化不良、不眠、もの憂《う》げな様子、頭痛、気むずかしさなど、を察知《さっち》する方法。《医師が来るまでに何をなすべきか》――もし衣服に火がついたら、火傷《やけど》をしたら、咬傷《こうしょう》、きり傷、刺し傷、頭のけが、果物《くだもの》の種子、硬貨、ピンなどを飲み込んだときなど。《医師が帰ったあと》――回復期の病人をどう看護するか、食事のさせ方・冷えの危険・学校での過労など。

健康講義の要旨

保健指導員から村の母親たちへの

一、――われわれの家庭

1、寝室

2、台所と客間

3、庭と裏庭

二、――われわれ自身

4、皮膚とからだを清潔に保つ方法――洗うこと

5、循環とからだを暖かく保つ方法――衣服

6、消化とからだに栄養を与える方法――食品

三、――特別講義

7、医師が来るまでにすべきこと、医師が帰ったあとにすべきこと

8、乳児と幼児の管理

講義一、寝室

[93] (a) 序――村の母親たちの忙しい生活・なぜこのクラスに出席しなければならないか・予防できる病気・母親たちは質問をし、各自の経験を述べて講義を助けねばならないこと・講師のこれからの計画。

94 （b）寝室――寝室に採《と》り入れたいものは何か、寝室からとり除きたいものは何か・陽光――健康に対するその効用・新鮮な空気――清潔な空気と汚れた空気の違い・換気をしていない寝室は汚れた空気を詰《つ》め込んだ箱である・天井近くの通風装置・暖炉――煙突板がないもの。

95 （c）寝室の家具。ベッドと寝具・壁・絨毯《じゅうたん》・日中部屋に空気を通すこと・寝室の瀬戸物器具の清潔・溜《た》めてある使い水の危険・ほこりのとり除き方・床洗い・害虫・湿気・がらくた・日中寝室に採り入れた新鮮な空気と陽光は夜の眠りを深める。

講義二、台所と客間

96 台所――食物のくずからの危険・台所のテーブルやまな板の粗《あら》い部分にこびりついた油・床板のすき間に入っている食物のくず・鍋や水さしに残っている酸敗《さんぱい》したミルク・くずはすべて空気を汚し、新鮮な食物を駄目《だめ》にし、害虫やネズミやゴキブリなどをひきつける・煉瓦《れんが》の浸透性・あまり水を流しすぎることの危険・調理の水はどこから手に入れているか、水プラス汚水ということがよくある・ミルクはいたみやすいし、ミルクプラス水プラス汚水ということもよくある・台所のテーブル、瀬戸物器具、ポットや鍋類の清潔法・ミルクの冷蔵法・不潔な流しの危険。

97 客間――陽光も新鮮な空気もなく人の使っていない部屋の危険・骨まで冷えるような上品ぶった客間・清潔な壁紙を汚れた紙の上に貼らないこと・絨毯《じゅうたん》の掃除には茶がらを用いること。

講義三、庭と裏庭

98　裏庭——使い水はどこに捨てるか・使い水は排水口に徐々に注ぐ・一度に流して排水口の周囲に水たまりをつくらない・排水口にはめてあるすのこは清潔にし、水はけをよくする・家の周囲の土はきれいにして、きれいな空気が窓から入るようにする・寝室の使い水は窓から捨てない・壁のまわりに水たまりをつくらない・屋外便所の汚物《おぶつ》はできるだけ早く地中に吸い込ませる・汚物だめの危険・井戸とポンプ・井戸は垂直の管であるから周囲の土は不潔であってはならない・悪臭は危険信号・豚小屋は汚物を敷《し》きわらで吸いとると安くてうまくいく・土全体を不潔にする液体の肥料をためておく危険。

講義四、皮膚とからだを清潔に保つ方法

99　皮膚——皮膚の機能についての簡単な説明・からだの被覆《ひふく》として・美は皮膚の健康な状態に負《お》うている・老廃物の排泄のために皮膚の活用・皮膚を塞《ふさ》ぐ危険・どのようにしていつ洗うか・全身のケア・歯——怠慢《たいまん》による悲しい障害・髪とヘアブラシ・毎日清浄にするための必需品ではないが、大きな容器と充分な水・入浴の効用・皮膚の摩擦《まさつ》・赤ん坊だけでなく大人も毎日からだを洗うことが必要である・からだは空気を汚染させる源である。

講義五、循環とからだを暖かく保つ方法

100　衣服——心臓と肺の活動についての簡単な説明・衣類は暖かくゆったりして圧迫しないこと・窮屈な締《し》めつけのテスト、コルセットをつけていたときよりコルセットをとったときのほうがウエスト回りの寸法が大きいか・肌に直接不潔な衣類をつける危険——有害物の再吸収、昼も夜も同じ衣類をつけることの危険・衣類に最も適した材質・フランネルがなぜよいか・ぬれた衣類やはき物をつけている危険・〔衣類に含まれる〕空気の量が少ないほど冷える・暖かく上手に衣類をつければ、からだは簡単に冷えるものではない。

101
講義六、消化とからだに栄養を与える方法

食品――食物がどのように消化され血液に変わるかについての簡単な説明・貧しい食事（しかしよく調理されている）でも新鮮な空気があれば、最上の食物で新鮮な空気が足りないのよりはましである・薬でなく食事が健康を守る・動物性食品と植物性食品の活用・誤った調理や調理の不充分な食物の危険・野菜と全粒粉パンの栄養価・あまりにも少ない食物と不適切な時間の過食の危険・調理してない肉、特に豚肉、病気をもった肉、腐りかけた魚、未熟や過熟の果物《くだもの》や煮出した紅茶の危険・子供のために大切な調理した果物――煮込んだリンゴ、スモモ、黒イチゴなど・食物としてのミルクの価値・便秘、下痢、消化不良、ひきつけなどに対する食事の影響・食事のちょっとした変化が食欲や健康を増進する。

102
講義七、医師が来るまでにすべきこと、また医師が帰ったあとにすべきこと

応急処置――自己流の医師であることやいかさまな薬を飲むこと、または全然違う症状の人に効《き》いたからといって、その薬を飲むことなどの引き起こす重大な危険・医師が来るまでの間だけ飲ませてもよい流動物・病気の危険信号とその見分け方・脱腸帯をしっかりつけていない場合の絶え間ない危険・

衣服に火がついたとき・火による火傷《やけど》を負ったとき・熱湯による火傷・咬傷《こうしょう》、きり傷、刺傷、頭や眼に傷を負ったとき、果物の種子やピンなどを飲み込んだときはどうするか・感染をさける簡単な原則・医師が帰ったあと回復期の病人の世話の仕方・食べさせ方・部屋を暗くするときと日光をたっぷり入れてよいとき・冷え込みの危険。

103

講義八、乳児と幼児の管理

乳児と幼児――授乳・離乳・食事の介助・規則正しい食事の間隔・鼓腸《こちょう》・鵞口瘡《がこうそう》・ひきつけ・気管支炎・クルップ・子供のための健康的な条件について母親たちへの簡単なヒント・入浴・食事・便秘と下痢の予防法・ひきつけやクルップの突然の発作のときどうするか・鎮静シロップやアルコールを与える致命的な危険・視力が悪いために起こることが多い頭痛・学校での過労の徴候――頭痛、気に病《や》む、寝ごと・乳児や小さな子供に何か乱暴なことをする危険――手足を急に引っ張ったり突然からだを動かしたりする、大声を出す、平手《ひらて》打ち、横面をなぐるなどの危険・優しさ、安定さ、明るさの健康に及ぼすよい影響・明るく楽しく、そして新鮮な空気と陽光のなかで育てられ、愛――魂の陽光――にとりまかれている子供で健康でない子供はありえないのである。

（訳＝薄井坦子、田村　真、小玉香津子）

解　題

病人の看護と健康を守る看護　一八九三年

この論文は、一八九三年に開催されたシカゴ大博覧会のために、王立英国委員会が提供した女性の仕事に関する論文のひとつとしてまとめられたものである。

「新しい芸術であり新しい科学でもあるものが、最近四〇年のあいだに創造されてきた」という冒頭の言葉は、ナイチンゲールが自らの仕事に対し、どのように評価していたかを知るうえで重要な意味をもっている。

看護を、芸術でもあり科学でもあるものと規定し、その実践を天職と呼ぶ彼女は、そのひとつひとつの意味を論理的に解説しているので、われわれは、ただ単に言葉として受けとめたり、漠然としたニュアンスとして受けとめて流すことなく、それらの論理構造を正しく理解しておく必要がある。

ナイチンゲールには人間の生活を、家族を単位として根底にすえる考え方が常にある。そして家族のなかに人間が生まれてくるゆえに、日常の生活の仕方が健康を守るうえでも、病気からの回復のためにも問われねばならないのである。芸術はすべて日常の生活行動の連続線上にある。たとえば書くという行動から、文学が、詩が、書道が、絵画が、と創造されてくるのであるが、彼女が芸術を頭脳に導かれた実践と呼んでいるように、看護も日常の生活過程を見つめる頭脳に導かれて生活そのものを創り出していく技術、すなわち看護婦の認識の表現として位置づけることをまず指摘し、ついでその認識が科学でなければならないことを説く。つまり人間が自然の法則に支配される生きたからだと生きた心をもつ存在であるから、芸術家のように自己の世界を観念的につくりあげることは許されない。自然の法則、健康の法則をよく学び、科学者の眼で対象を見つめることを説く。そして、何が正しく何が最善であるかという高い理念を満足させるために働く天職として、看護の実践を位置づけているのである。したがって、このような職業人の教育が知識のみを追う学習でよいはずはなく、系統的で実地に即した訓練を必要とすることを強調する。しかし、彼女が病人の看護はベッドサイドで、健康を守る看護は家庭のなかでと説くことは、今なおつづく徒弟教育とは本質的に異なることを読みとらねばならない。医師の指示に理性的に従うとはどういうことか、自らの役割を果たすことに熱意をもやす看護婦を育てるためにどれだけの条件が満たされねばならないか等の厳しい指摘をぬきにして、彼女の真意をつかみとることはできない。彼女は、当時すでに現われていた危険な傾向は、看護が表現であるために形として安易に受けとめられることから発していることを指摘している。すなわち、形あるものに報酬が支払われることから報酬のために働く傾向を生んだり、自然のダイナミックな変化のなかで頭脳を働かせる教育を軽視して知識を偏重したり、一定以上のベッド数のある病院に三年間勤務したことで看護婦の資格を認めようとしたり、固定化して進歩しない傾向などは、すべて看護を外から見て形を憶えるという形式の側面からのみとらえたための危険な傾向であり、これが徒弟教育のもつ落し穴である。自らの人間としての資質を高めることこそ看護婦としての成長を約束するものという教えは、後世に悪用されたように単に精神主義を主張するものではない。人間を対象とする職業人についての理論的な指摘なのである。そして、すべての人間が健康的に生活し、すべての病人に回復への最善の条件が与えられるような方法が開発され実践される日を展望し（彼女はそれを文明の進んだ段階と考えているのであるが）、その日をめざして努力をつづける後輩たちに願いを託しているのである。この論文や補遺を、資料として事実を知りたいという興味を満足させるためにのみ読んだのでは、あまりにも惜しい。われわれが彼女から学ばなければならないもの、それは一貫して流れている論理と、どのようなことでも、そのものを見つめて、そこから論理を導いてくる、まさに科学的な方法との二つであろう。

　ビショップとセイマーの解題は、つぎのとおりであれは病気についての要求である。そしてその芸術とは、病人を看護する芸術である。病気の看護ではなくて、病人の看護というところに注意してほしい」。

論文のはじめの部分は、お手のものの病者の看護で占められており、すでに彼女がクウェインの辞典によせた論文のなかで詳細に説明した多くの考え方や言い回しが再び使われている。とはいっても、ここには注目すべき発展がある。つまり彼女はここで、「保健の技術」が、「病者看護の芸術」とまったく同じ重要さをもっていると、大胆に言ってのけているのである。「健康への看護は、健康のための芸術と、さらに健康増進のための芸術を必要とするが、これらはごく最近発見されてきた。そして、それに応えるために大きな組織がつくられ、必要な印刷物もすべて準備されてきている」。

と同時に彼女は、自分が開拓者の役割をとってきた運動の成功そのもののなかに、内部からの危険がひそんでいることに、まことに敏感であったことがわかってくる。「看護が存在しはじめてから三〇年を経たばかりなのに、危険が現われてきた」と彼女は書いている。「(1)時流にのってしまうことと、その結果、熱意

る。

（薄井　坦子）

●ビショップによる解題

この論文は彼女が七三歳を越してから書かれたものであるにもかかわらず、ここには驚くべき新鮮さと創造性とが認められる。ナイチンゲール嬢は、彼女の得意とする看護と衛生の分野で時代の発展に何ら遅れるところはなかったばかりか、さらに新しいアイディアを産出して、それを明確に概念づけ、さらに論理的に発展させるだけの能力を保っていたのである。この論文はつぎの文章で始まる。「新しい芸術であり新しい科学でもあるものが、最近四〇年のあいだに創造されてきた。そしてそれとともに新しい専門職業と呼ばれるもの――われわれは天職と呼んでいるのであるが――が生まれてきた。これは、何か新しい要求、またはある地方に特有な要求があって創られたり発見されたりしたのだと考える人があるかもしれない。しかしそうではない。この要求は、ほとんどこの世界と同じくらい古く、この世界と同じくらい大きく、われわれの生や死と同様にのっぴきならないものなのである。そ

を失ってしまうこと。⑵一方では金銭目当てになることと。女性は賃金だけでは生きられない。⑶看護をひとつの職業であるとして、それを天職であると考えないことである」。看護婦は「病人を看護婦のために存在するとみなしてはならない。看護婦が病人のために存在すると考えなければならない」。彼女は、看護がすでにあまりにもアカデミックになりすぎていることと、そして試験制度の重要さを重んじすぎるばかりに、実際の訓練や体験がないがしろにされる傾向のあることとに、ある恐れを抱いていた。このような傾向に対する彼女の意見はつぎのかなり嘲笑的な脚注にはっきりと現われている。「合衆国の付添看護婦は、おそらく英国より高い教育を受けている。だが一方、彼女らが学歴に見合う地位をもっているかどうかは疑問である」。

クウェインの辞典の論文のときと同様に、彼女は、看護婦は学ぶことに限りのないこと、そして「完全な資格を身につける」ということの決してありえないことを強調している。そしてこの理由のゆえに彼女は看護婦の登録制度に強く反対したのであった。彼女は看護がそもそも初めからもっていた考え方を大切にしようと、熱情をこめて呼びかける。「『進歩のない組織でもちこたえたものはない』。われわれは未来に向かって歩いているのだろうか。それとも過去へ向かって？われわれは進歩しているのだろうか、それとも型にはまってきているのだろうか？　われわれは未開であった看護の文明の入口をやっとまたいだばかりであることを忘れまい。まだなすべきことがたくさんある。平凡な型にはまることはすまい」。

補遺の章のなかで彼女は、地域看護婦の地位についての概略を述べ、ここでもこの地位についてまわるいくつかの危険の存在することを指摘している。ついで彼女は彼女自身が関係しているある計画の概略を述べていく。すなわち「保健指導員」たちの訓練についてであるが、この「保健指導員」は、現代のソーシャル・ワーカーとたいへんよく似た仕事をするもので、村の家々を訪ね、わかりやすい話をして、その家庭で保健と衛生についての基礎を教え、そのような活動を通して地域看護婦の仕事を補佐することになっていた。ここで彼女が採り入れたこのアイディアは、一八九四年に書かれた「農村の衛生」のなかでもっと充分に展開させて述べることになる。

この論文が掲載されている「女性の使命」という書物の編集者は、有名な慈善事業家バーデット＝クーツ男爵夫人（一八一四〜一九〇六）であって、彼女の仕事はその目的においてフロレンス・ナイチンゲールの考え方とはまったく対立していたが、この本の本文中には自分の意見はまったく入れなかったばかりか、序文においてナイチンゲール嬢の論文を選び出して、それに特別な讃辞を寄せている。女性の教育について触れながら、彼女はつぎのように述べている。「良い教育というものは、そのすべてが学問的なものであるとはかぎらない。英国の古い田舎の家庭では多くのことが教えられていたのであって、それは人々が記憶していたり信じたりしているところよりも、はるかに多くのことであった。そのような家庭のひとつから、クリミアの兵士たちに『ランプを持つレディ』と呼ばれたナイチンゲール嬢が出たのである。彼女によって、また彼女と同じように引っ込み思案を捨てて彼女と同じように身を投じた女性たちによって、このランプはゆるがぬ手に握られてきたのである」。

◎セイマーによる解題

この論文とつぎに続く論文（「町や村での健康教育――農村の衛生、一八九四年」）とは、いずれもある会議に対して寄稿されたものであって、いくつかの点においては互いによく似た性質をもっている。そしてその相違するところは、この論文はつぎの年に書かれたものよりも長文であり、かつその論点が網羅するところがはるかに広いという事実からくるものである。ここに取り上げた論文は一八九三年のシカゴ大博覧会のためにまとめられたもので、王立英国委員会が提供した一連の論文のなかに含まれていたものである。そして集められた一連の論文は、その後、有名な慈善家バーデット＝クーツ男爵夫人の編纂により「女性の使命」という題の書物として出版された。この博覧会にはひとつの新しい特色があったのであるが、それは女性の職業（仕事）を扱った特別な部門が加えられていたことである。そしてこの多くの種類の論文は、この部門のために書かれたのである。「女性の使命」の序文のなかでバーデット＝クーツ男爵夫人は、この点に触れてつぎのように述べている。「そのうえ、この二番目の項（すなわち、「社会的進歩」の項）において、はじめてこの女性労働という部門が取り入れられたのであるが、その結果として、また慈善に対して特別な注意が向けられたために、この報告書が書かれたこの部門（すなわち女性労働の部門）こそが、この博覧会がまきおこした人々の深く強い関心の中心となるであろう、と私は思う。一九世紀の末期の人々が、女性がその発展に寄与してきた成果に焦点をあて、それを明確なかたちで世の人々に示してみせることは、まさに時宜《じぎ》にかなうことである。そして、私のつたない判断によれば、その成果のなかでも、最も真実にして最も高遠なるものは慈善事業のなかに見出されると思うのであるが、それはこれが女性の本性に最もふさわしいからである」。

　フロレンス・ナイチンゲールは、この論文のなかで、イギリスで新しく始まったばかりでまだ日も浅いある社会奉仕活動の試みについて少し触れているのであるが、それは、このように女性の活動における社会的な面と慈善事業における面とを特に強調するという意味をこめてのことであったろう。それがこの論文の二段目で説明されている「保健指導員」であるが、それはバッキンガムシャーにおいて、ついその以前に始められたばかりのものであったのである。ナイチンゲールは前々からこの計画に関心を寄せており、またすでにこの前年にはそれについて有益な助言を与えているのであった。これらの草分け時代の「保健指導員」たちは、今日における英国保健訪問員（the British Health Visitor）のはしりをなすものである、と言ってまず間違いはないであろう。ナイチンゲールが、この「保健指導員」は看護婦でなくてはならないというふうには言っていないことは、注目に値する。それはたぶん、これら「保健指導員」には家庭において個人衛生や公衆衛生に関連して教うべきことが非常に多くあるので、彼女たちの仕事が地域看護婦のそれと重複することはないと、彼女は思っていたからであろう。そして地域看護婦の活動範囲については、この論文の終わりに簡潔に要約されている。

　この論文の初めの部分は、「病人の看護」のあるべき姿と、「病人の看護婦」の訓練方法とについての短い概要に当てられている。この部分はこの著者にとってはお手のものであって、クウェインの辞典ですでに使われた言い回しが再び何回か登場する。とはいえ、この一八九三年の論文と一八八二年のそれとのあいだを分ける九年間のなかには、注目すべき発展があった。すなわち、ここでは「保健の芸術」と「病人看護の芸術」とは重要さにおいて同等のものをもっていると、大胆に宣言されている。そしてフロレンス・ナイチンゲールは「保健の芸術、つまり健康を増進する技術の必要なことは、つい最近になってやっとわかってきたことである」と見事に言ってのけている。こう述べたあとに続いて、このひどくなおざりにされてきた「芸術」を人々に教えようとしている人たち――つまり「保健指導員」――について簡単に説明がなされている。フロレンス・ナイチンゲールが概略を述べているこの計画のなかでは、彼女ら（保健指導員）は、田舎の掘立て小屋のただなかにまで入りこんで行き（一貫して村落が必要としているものを強調していることに注意）、その家とその家族の健康とを守っていく技術を教えること、あるいは、別の言い方をすれば、「積極的な」健康を教えることになっている。ところで、見方によっては、この論文の発想は現代の看護婦たちにとっては反動的な内容をもっていると映るかもしれない。というのは、英国においては一八八七年から一八九三年にわたって看護婦の登録制度の問題についての激しい論争がまきおこり、この法案の起草者たちはフロレンス・ナイチンゲールの手ごわい反対に会うのであるが、この論文のなかで彼女は、自分が全精力を傾けて非難した登録制度と試験制度とについて論及したことにふれて、さらに意見を述べているからである。ひとつの論点について彼女は言う、「皆さんが、看護婦を登録するというのは、母親を登録しようというのと同じことである」。さらにその後で、「試験や公式登録などは……ほとんどあるいはまったく（ほんとうに優れた看護婦の）資格の審査にはならない」と述べる。しかしながら、論文全体としては、主として、優れた看護と優れた訓練の必要なることを強調しているのであって、当時のイギリスの看護婦たちの間にあった葛藤に対するこれらのあてつけは、ことのついでまでのことであって、決してこの主要な論点に抵触するものではない。著者はこのようなトゲを含んだ問題を論ずべき場所でないと思っていたことは疑いもない。

この論文のどこにも著者の年齢（七三歳）を感じさせるようなところは少しもない。そしてここにとり出された問題に対する取り組み方の力強いことや、その解決のあり方を説くねばり強さは、以前の著作におけるそれとちっとも変わってはいない。彼女の人々の注意をひきつける力の不足や思考力の減退などは、何ら発見できないのである。まさにこれは、「時代遅れ」からは程遠い存在であるフロレンス・ナイチンゲールが、この論文のこの時代においても、かつての彼女がいつもそうであったように、時代を先んじていたことを証明するものである。彼女が宣言した「予防は治療に勝る」という考え方は、当然のことながら、自明の理として広く人々に受け入れられた。しかし、それを受け入れることに必然的に含まれていたこと、つまり、確実に予防をする方法を獲得してそれを守っていくことの必要性については、ほとんど何も実現されることはなかった。論文の後のほうに地域看護の仕事について簡明な要約があり、そして最後の項で「保健指導員」の訓練の仕方と彼女たちが人々に教えることの内容について述べて終わっている。

三、病院監督から貴婦人委員会への季刊報告(1)

――ハーレイ街病院の看護管理　一八五三-四年

監督者からの季刊報告書　一八五三年一一月一四日

1 監督者として三ヵ月が経過したところで、私は、貴婦人委員会に対し、病院についての状況報告書を提出することが望ましいと思っています。これは、三ヵ月間隔で毎回、その間に私が行なった仕事を述べるというものです。

2 病院がハーレイ街に移った当初、リネンと家具はこれ以上汚くなりようがないほど汚れたままになっていました。テーブルクロス、ふきん、タオル等は、ぼろぼろで、何ヵ月間も、作り直したり繕《つくろ》ったり

(1)　貴婦人（Lady）。英国での侯爵夫人、伯爵夫人、子爵夫人、男爵夫人等に対する敬称。

した形跡《けいせき》はありませんでした。シーツはまずまずの状態でしたが、それ以外はあらゆる物がネズミにかじられていました。ベッドスプレッドはぼろぼろで、全部継《つ》ぎがあたったり繕ったりしてありました。比較的新しそうなタオルですら、大きな穴が開いていました。雑巾《ぞうきん》とふきんは、使えるにしてもひどい状態でした。日除《ひよ》けは、それとして使うには適さないものでしたが、椅子《いす》のカバーの裏打ちとして使ってきました。家具カバーは洗濯していないので、多くは色なのか汚れなのかほとんど区別がつきませんでした。このカバーは、一つとして取り外して洗濯ができるように作られてはおらず、鋲《びょう》で（時には3本も並べて）家具に取り付けられているので、汚れがしみついていました。比較的新しい毛布、マトレス、枕の多くは、傷んで、大きなしみで《腐りかけているもの》さえありましたが、（そのうちいくつかは）マッキントッシュ(2)をきちんと敷《し》かずに使ったことによるものです。ネズミが、まるで飼われているかのように、ありとあらゆる方向に走り回っていました。

3　以下の物を作りました。（新品）

リンネルのシーツ　15組
ディミティー(3)のベッドカバー　7
テーブルクロス、1と2分の1ヤード角　4
同　上　36
トイレカバー　2
格子柄《こうしがら》のハッカバック(5)タオル　64
枕カバー　28と2分の1組
台所用テーブルクロス　4
ふきん　18
雑　巾　12
ダイヤパー(4)タオル　34
緑の日除け　39

モスリンの日除け　33

針山《はりやま》とそのカバー　2ダース

新しいスプリングベッドを覆《おお》うティッキング(6)　9

　これをしないとマトレスを破いてしまうのです。

4　これらのものはすべて、クラーク夫人とその姪《めい》と女中が作りました。

5　古い絨毯《じゅうたん》は、ホームで洗濯した結果、また新品同様になりました。正面病室には、キャニング伯《はく》夫人の手でその絨毯が敷《し》かれ、3つの屋根裏部屋の絨毯も、同じ生地からこれもまたホームで作りました。かくして古い絨毯は、充分立派にその役目を果たしています。

6　階段の絨毯は、上のほうの何段かを除いて全部古い絨毯から作りました。これでもうドラゲット(7)も、絨毯も、油布も、窓の日除けも、部屋を仕切るティッキングもいらなくなりました。部屋の仕切り用に使える古いカーテンが、まだ残っています。

7　このホームには、女性責任者も針女《はりめ》も臨時看護婦も夜勤看護婦もいませんでした。このホームから女

---

(2)　マッキントッシュ（Mackintosh）。ゴム引き防水布。考案者 Charles Mackintosh（一七六六-一八四三）の名にちなむ。

(3)　ディミティー（dimity）。白色か染色またはプリントした薄い綿布、または引きそろえ糸または太糸で縦縞や格子柄のうねを出したもの。

(4)　ダイヤパー（diaper）。菱形などの小さい全面連続模様を織り込んだリンネル、または（ダイヤモンド小柄模様を一面に織り出した）綿布。

(5)　ハッカバック（huckaback）。吸水性の織り方をしたリンネルまたは木綿のタオル地。

(6)　ティッキング（ticking）。厚く丈夫な綿のあや織り、平織り、朱子織り。通例、縦の縞柄（しまがら）で、特に布団皮地に用いる。

(7)　ドラゲット（drugget）。粗毛に綿または黄麻を混ぜたインド産の織物で、敷物に使う。

性責任者がいなくなって以来、管理にわずか1シリング6ペンス、針仕事に6シリング10ペンスしか使っていませんでした。

8 同じく、このホームから大工がいなくなって以来、だれも大工仕事を頼まなくなっていました。

9 ジョンが絨毯を全部敷き、日除けを取り替えました。

10 スミス看護婦は、使い残しのはぎれ絨毯を継《つ》ぎ合わせる手伝いをしてくれました。

11 ハーディング看護婦は、患者のためにたくさんの洗濯をし、ロブソンさんのニュージーランドへの旅行仕度《じたく》のうち、ホームで整えたものの大部分を手伝ってくれました。

12 すなわち、

タオル　3ダース	シーツ　2組
枕カバー　2組	ダイヤパー　13
ハンカチーフ　15	

13 その他、ロブソンさんの服をすべて作り直したり繕《つくろ》ったりすること

14 正面病室の家具とカーテンもすべてホームで作りました。

15 私は、コックのジョンとスミス看護婦を除く女中と看護婦は全員替えるべきだと思っています。ホームは今や、きちんとした掃除がまったく行なわれていません。それというのも、女中というのは2人の少女で、経験が浅いくせに自分たちでなんでもやりたがり、人が見ていないと仕事にむらがあるので、クラーク夫人の仕事がかえって増えてしまうのです。

16 しかし、完璧《かんぺき》に仕事を任《まか》せられる看護婦が3人、各階に1人ずつおります。彼女たちは15人の患者を

受け持っており、そのなかには手術その他の重症例が含まれています。私は、看護助手を1人解雇《かいこ》して、職員を1人減らしました。

17 各階に適当なストーブと倉庫がないせいで、近頃私は、自分の思いどおりの管理を行なうことができません。

18 台所用品も足りませんでした。保存食をつくる平鍋《ひらなべ》も、じゃがいもを茹《ゆ》でるソースパン(8)も、ちりとりも、ブラシも、ほうきもありませんでした。帳簿《ちょうぼ》によれば、1瓶《びん》当たり1シリングの保存食を一度に2ポンド分も食料品店から買っており、ホームでは1枚のビスケットすら焼いていませんでした。

19 経済性と健康のためにも、私はパンとビスケットと生姜《しょうが》パンはホームで焼くべきだと思っています。私たちは、25~26人の患者に対して、1週間に4ストーン(9)の小麦粉を調理しています。

20 ホームでは、保存食も作っています。私たちは1瓶当たり3ペンス半のコストで、52瓶保存しています。

21 私は、患者たちが一緒に食事をするという規則をつくっています。毎日10~12人が階下で食事をします。

22 私は職員の洗濯料金も少し改めました。現在、看護婦と召使《めし》いの洗濯物は、病院の洗濯女に週に1シリングの代金で全部洗ってもらっていますが、以前には、週に1シリング6ペンス払っていました。

---

(8) ソースパン(saucepan)。シチュー鍋。通例、長い柄があり、時にふたがついている。
(9) ストーン(stone)。14ポンドに相当する英国の重量単位。

23 私は、物品購入係も何人か替えるべきだと思っています。帳簿によれば、品物を1オンスとか半オンスずつ買うことが習慣になっており、食料品屋が、多い時には1日に3回も病院に配達にきます。

24 現在私は、フォートナム・アンド・メイソンから《月に一度》、以下の品物を仕入れています。

レイマーの袋詰め小麦粉
コヴェント・ガーデン・マーケットの袋詰めじゃがいも　同上　リンゴ・玉葱《たまねぎ》
デイビスの店から48ポンドのろうそく　同上　石鹸《せっけん》

25 その結果、卸値《おろしね》と小売《こうり》値の差額分が節約になりました。

26 私は初めてここに来たとき、病院内のどんなものでもわずか4分の1オンスずつしか買い置きがないことに気づきました。

27 私は以下の契約をとりつけました。

バター	1ポンドにつき	1シリング2ペンス
卵	16個で	1シリング
チーズ	1ポンドにつき	8ペンス
ベーコン	1ポンドにつき	8ペンス半
鶏	2羽につき	4シリング6ペンス
肉	1ポンドにつき	7ペンス
じゃがいも	1袋につき	13シリング6ペンス

28 これらの品物の実際の小売値は以下のとおりです。

バター	1ポンドにつき	1シリング4ペンス
卵	1ダースにつき	1シリング2ペンス
チーズ	1ポンドにつき	9ペンス
ベーコン	1ポンドにつき	9ペンスから10ペンス
鶏	2羽につき	7シリングから9シリング
肉	1ポンドにつき	8ペンスから9ペンス
じゃがいも	1ポンドにつき	1ペニー半
パン	クォータンローフ[10]で	10ペンス半

監督者

29 したがって、契約価格で買えば、実際の小売値で買った場合よりも、安くなるわけです。

30 帳簿によれば、最近2週間の1日1人当たりの平均コストは、たった1シリングか1シリング半ペニーなのです。

31 患者がもう少し軽い読み物を読みたがっていることがわかったので、私は彼らのために「タイムズ」[11]紙を購読し、ムーディーズ[12]で本の予約をしましたが、これは病院の支出ではありません。

(10) クォータンローフ（quartern loaf)。（1クォータンの小麦で作った）重さ約4ポンドのパン塊。
(11) 「タイムズ」紙（"Times"）。英国 London の新聞。
(12) ムーディーズ（Mudie's）。英国の精選貸本屋（一八四二〜）。

フローレンス・ナイチンゲール

追伸

32 現在、27床の収容設備があります。

すなわち、個室　10

仕切り室　17

（計）　27

33 この四半期の間に18人の患者が入院しました。

すなわち、ギニー[13]患者　8人

半ギニー患者　10人

（計）　18人

36 そのうち、13人はまだ病院におり、5人は退院しました。

37 その5人のうち、

・1人は、根治《こんじ》不能の事例で、かなり良くなって退院しましたが、今では帰院を希望しています（内臓腫瘍）。
・1人は、病院の対象外患者だったので退院しました（慢性リウマチ）。
・1人は、良くなりました（中枢性黒内障）。
・1人は、手術によって、完全に治癒《ちゆ》しました（乳癌）。

・1人は、ニュージーランドへ行ける嬉《うれ》しさで、すっかり治ってしまいました（衰弱）。

38 正面病室の家具は（応接室の陶器を含めて）すべて、キャニング伯夫人・ギルバート夫人・クランワース卿夫人から、新しくいただきました。これで、5人の患者を収容できます。

39 病院拡張のために新調した家具のリストは、以下のとおりです。

マトレス付きベッド枠　7	整理だんす　3
マット　4	小さいマット　3
ソファ・クッション　6	姿見《すがたみ》（中古品）　1
椅子《いす》　3	物干し台　1
ソファ（中古品）　2	テーブル（中古品）　4
椅子（中古品）　3	毛布　3
ベッド・スプレッド　3	敷物　18

40 前からあった《鉄製品》

炉格子《ろこうし》　7	暖炉用鉄具セット　6

（13）ギニー（guinea）。21シリングにあたる英国の通貨単位。

（14）プレート・ウォーマー（plate-warmer）。食事の前に皿をあたためる道具。皿を4本の柱で落ちないように支えて積み上げ、火の前に置いて用いた。

ドア・ポーター　6　　プレート・ウォーマー[14]　1
やかん　2　　石炭入れ　6
炉用ブラシ　12　　ティーポット　1

41 調達した《陶器やガラス器》

4フロアー分の朝食と茶の食器セット　4　　仕切り皿　18
応接用陶器セット　3　　燭台《しょくだい》　6
平燭台　6　　小デカンター（ワイングラス3杯分）　6
タンブラー　12　　ワイングラス　12
セットくずれになっているものが少々

42 残りの家具、ガラス器・陶器類は皆、チャンドス街から持ってきたものです。

43 《まだ足りないもの》

椅子　8　　姿見　4
洗面台　5　　丸テーブル　5
ソファ　3　　鏡台《きょうだい》　1
看護婦のテーブル　1

44 これは、27人の患者をきちんと収容するために、今すぐ必要なものです。中古品ならわずかな出費で調達できるはずです。

F・N

第二回季刊報告書　一八五四年二月二〇日

45 この四半期の間に27人の患者が入院しました。

すなわち、ギニー患者　12人

半ギニー患者　15人

（計）　27人

46 このうち、16人がまだここにおり、11人が退院しました。

47 この11人のうち、

・1人は治癒し、復職しました。
・1人はただ怠惰《たいだ》なだけでした。
・1人はちょっとした手術をこわがって逃げ出しました。
・1人は《身体的〔physically〕》には変化のない状態ですが、《療養態度〔morally〕》は、悪くなっています。
・1人は扱いが難しい患者でしたが、治癒しました。

・1人は軽快し、いったん退院して、手術にちょうどよい時期まで待つことになりました。
・1人は軽快し、復職しました。
・2人はトーキー[15]へ行きました。(そのうち1人はよくなる見込みがありませんでした。1人は退院することで大幅に軽快しました。)
・1人は精神薄弱で、分別《ふんべつ》が戻りそうにありません。
・1人は、高熱後に生じた精神的抑《よく》うつ状態でこの病院に運ばれました。
彼女にはしかるべき医療処置がほどこされ、そのおかげでこの病気の原因はほぼ取り除かれました。彼女は、姉の希望で家に戻り、今では姉の家で生活しています。私の知るかぎり、この病院で、この貧しい女家庭教師ほど身体的にも精神的にもうまくいった事例はありません。

48 現在ここにいる者のうち、3人は死を待つばかりです。
そのうち、
・1人はここに14ヵ月おり、
・1人はここに8ヵ月おり、
・1人はここに3週間おります。

49 この病院は、医学の進歩によって、患者たちにはかりしれない恩恵をもたらしていますが、そればかりではなく療養態度にもよりよい変化をもたらしています。
・3例は、難治《なんち》性の皮膚疾患がすぐに良くなりました。

・1人は自己管理の失敗です。
・2人はとても良くなっています。
・7人は、ちょっとしたヒステリーか、不治の病の事例です。
（計）16

50 したがって、結論は以下のようになります。

51 I 最近6ヵ月間の入院患者のうち、
・12分の4は、最高に良くなり、
・12分の3は、良くも悪くもならず、
・12分の5は、療養態度も病状も明らかに悪化しました。

52 II 病院というものは、重症患者に限って役に立つものです。もし患者を重症者に限らずに入院させれば、神経質な人はさらに神経質になり、おろかな人はさらにおろかになり、怠《なま》け者でわがままな人はもっとわがままで怠け者になる、単なる下宿屋になりさがってしまいます。

53 病院にとって重要な二つの要素は、
《仕事への欲求と、
身体的健康に注意が向くようにさせることです。》

（15） トーキー（Torquay）。英国イングランド南西部、Devonshire南部の自治都市で、海辺保養地。

54　Ⅲ　ここの患者が起こすヒステリー発作には、人間の心のからくりが原因でないものなど一つもありません。

55　Ⅳ　日曜日と木曜日になると、患者たちは、貴婦人委員会の訪問者や医師たちに見てもらうために、ちょうどローマ・カトリック派の女性たちが懺悔《ざんげ》のためにするように、わざと病状を悪くするようなことをします。なぜなら、いつも同じ症状を人に話すのはつまらないからです。したがって、ある患者は、月曜日に風邪をひきたいばっかりに、日曜日にフランネルの肌着を脱いでしまいます。私は、空腹のあまり他の患者の食事を盗む患者を知っていますが、その人は、（食欲がないことを裏付けるために）自分の食事にはまったく手をつけずに残しておき、それを夜になって食べるのです。

56　Ⅴ　家族の絆《きずな》というのは非常に強いもので、家族が世話を嫌《いや》がるような病人の特徴がないかぎり、病人は家で看病するのが一番です。巷《ちまた》では、公立病院が本来の役割をなさなくなると懸念されていることですが、家族が病人の世話を嫌がれば、当然、一次的・二次的につぎのようなことが起こります。つまり、公立病院には、以下のような患者が（最低でも数年間は）入院することになるのです。

57　一、家族をうんざりさせる患者、または家族にうんざりさせられた患者

58　二、まったく身寄りのない患者

59　三、自分が家に帰ると家族の出費がかさんでしまうと心配している妻や娘

60　この病院では、少なくとも12人中7人の患者の家族が私のところへきて、「《これであなたも彼女を知

って》、私たちが彼女を家に置いて《おけない》ことがお分かりでしょう」と言いました。

61 結論はこうです。確かに入院が必要であるという診断書を厳しく義務づけないかぎり、そのうちここは病人のための病院ではなく、ほかと折り合いの悪い気性《きしょう》を持った人とヒステリー気味の妄想《もうそう》のある人たちの病院になってしまうでしょう。

62 Ⅵ 《上流階級を気取ること》と《食べること》と《飲むこと》（もっとはっきり言えばワインやスピリッツを飲むこと）は、入院患者の二つの主要な関心事です。

63 Ⅶ 人生にたいした関心も持てないような場所にいると、当然、病気が楽しみや贅沢《ぜいたく》になってきます。食事〔dinner〕と胃粘膜《ねんまく》〔mucous membrane〕以外に患者の心を占めるものがなければ、胃粘膜と食事が彼女の唯一の関心事になります。それは、ベッドのなかで朝食をとり、その唯一の慰めを哀れに思ってもらうためなのです。

64 そのような事例では、訪問者が患者を慰めてばかりいては良くなりません。そして、患者の関心が患者自身に向いてしまうのを防ごうと、医師や看護婦は1カ月も努力を続けているのに、たった1時間15分の面会時間に訪問者がそれを行なうなど土台無理な相談です。このような患者は、《もし自分で良くなりたいと思いさえすれば》、いつでも良くなることが《できるはずなのです》。

65 こういう事例はいつも病院に集まってしまうのです。

66 Ⅷ 病院の目的というものは、患者が生きることになっているのであれば、《生活に》うまく適応

(fit) できるようにするところにあるはずです（これは、もし死が避けられないものならば、患者を死にうまく適応させることと同じです）。ところが、この病院では、やる気が出るどころかむしろ気力をうばわれることによって、患者はしばしば生活にうまく適応《できなく》なっています。これは、自分の支払いだけで療養費用のすべてを賄《まかな》っているという患者の思い違いを許していることが原因です。それが、彼らの退院後の生活全般を不満足なものにしているのです。彼らの言い分は、「ハーレイ街では、そうではなかった」とか「私は、しかじかの物をハーレイ街では10シリング6ペンスで手に入れていた」などです。

67 このような患者たちが甘やかされずにすむためには、どうしたらいいでしょうか。

68 食事のための出費は、これ以上減らすことはできません。それは、今、1日1人当たり1シリングをわずかに上回っています。

69 看護婦をこれ以上減らすことはできません。現在、17人の患者に対したった2人の看護婦しかおらず、そのうち6人はとても重症な事例です。

70 家具は《そこに置いてある》かぎり、管理していかなければなりません。

71 今唯一できることは、《本当に》病気の症例だけに入院患者を限ることなのです。

72 IX 最近6ヵ月間に入院した半ギニー患者17人のうち、4人だけが、本当に《入院が必要な》事例でした。残りの13人については、その友人か保護者が一時的な収容施設と考えて、ここに入院させました。そして、このうちの何人かの患者は、ここが永久にいられるような施設ではないと知って、私たちを非難するのです。そのような患者は、決まって入院後3日目に寝込んでしまうというのは、なんともおかしな病理学的事実です。

73 X　貴婦人委員会に依頼すべき主要な事項は（私がこの問題で経験した範囲で）、以下のとおりです。

74 一、入院を重症例に限ること。

75 二、その他の症例は、医療処置を受けても良くなる見込みがないと医師が診断した場合は退院するという条件で、1週間から2週間に《限って》受け入れること。

76 三、患者の入院期間は原則として2ヵ月とし、回復の見込みがあるか、もしくは瀕死《ひんし》の患者であると医師が診断した症例でないかぎり、延長は認めないという、今ある規則を厳しく適用すること。

77 四、訪問中は、患者の関心が自分の症状や自分への慰めに《向かないように》努力している医師と看護婦の手助けをするように、貴婦人たちに依頼すること。

78 五、退院患者の職探しに、より一層の努力をすること。

79 私たちのこの四半期の仕事は、以下のとおりです。

80 （1）古いシーツを繕《つくろ》ったり、裏返して作り直すこと、古い枕カバーとタオルを繕うこと、刺し子の掛け布団と毛布を繕うこと。

81 （2）古いふきんを（ぼろぼろなので）二重にして雑巾とたらい拭きにし、古い更紗《サラサ》と食料貯蔵室用ふきんのはぎれを雑巾にすること。これにA、B、C、Dのマークをつけ、4つの階ごとに分けておくこと。

82 （3） ほとんどの家具には3本並べた《鋲《びょう》》で取り付けたカバーがかかっていたので、それをすべて取りはずして洗い、継《つ》ぎ当てや裏打ちをして、きちんとしたカバーに仕立てあげました。したがって、今ではそれぞれの家具に対し、少なくとも2つずつ（取り替え用）カバーがあります。

83 （4） 応接間の家具全部に、青の更紗《サラサ》で新しく裏打ちをしたカバーを付けました。

84 （5） 古い縞《しま》のカーテンから椅子のカバーを作り、別の古い裏打ちした布地から4つのソファ・カバーを作りました。新しく（裏打ち）するのにたった12ヤード分の布しか要《い》りませんでした。というのも、チャンドス街からもってきた古い日除《ひよ》けが、裏打ちとして役立ったからです。

85 （6） 以下のものを作りました。

新しいディミティーのベッド用品　3　　新しい縞模様の椅子カバー　2

新しいシーツと枕カバーを仕上げました。

86 上記の仕事はすべてホームで行ないました。

87 私たちは、

管理に　5シリング6ペンス　　針仕事に　0

夜間看護に　0

のお金を使いました。

88 この四半期に、私たちは、

新しい毛布　6　　ドア・マット　1

を手に入れました。

また、

電気メッキのデザートスプーン　1ダース
電気メッキのティースプーン　1ダース
電気メッキの小さなナイフとフォーク　1ダース
ふるい　3

また、

スープ鉢　6　マグ　6
ろうそく　1

を手に入れました。

監督者
フローレンス・ナイチンゲール

第三回季刊報告書　一八五四年五月一五日

89 この四半期の間に、病院には30人の患者がおりました。

90 すなわち、ギニー患者　18人
半ギニー患者　12人

（計）　30人

91 このうち、9人はまだこの病院におり、21人は退院しました。

92 この21人のうち、

・3人は手術によって治癒しました。（2人は完全に、1人は病気が許す範囲で）彼らは家に戻り、それ以来、元気な様子を知らせるために繰り返し手紙を書いてきます。

・3人は難治性の皮膚疾患が完全に治癒しました。

・1人は長年患《わずら》っていた病気が治癒しました。

・1人は自己療法の失敗から立ちなおりました。これは、患者の写真を通りのほうぼうでふりかざしてみせるようなニセ医者の同毒療法を受けていた症例でした。彼女は3年間寝たきりになって、自分がポートワインとクリーム以外は固形物も何も食べることができないと信じ込んで、私たちのところへやってきました。（2ヵ月のうちに）彼女は他の人と同じくらいに、足を使うようになり、知覚ももとに戻って、肉を食べ長い散歩もできるほどに良くなって、私たちのもとを去りました。しかしこれは、他の患者や彼女の妄想を増強させる《あらゆる物》から彼女を引き離すことによってのみ成しえたことでした。彼女は薬もまったく必要ないほど治癒しました。

・1人は非常に良くなり、病院で1年間過ごした後、復職しました。

・1人はいくらか良くなり、ブロンプトン病院へ行きました。

・2人はここに5、6ヵ月いたあと、治らないので退院しました。
・3人はヒステリーで良くなりませんでした。
・2人は死亡しました。

93 この病院が患者にどのような恩恵を与えるべきかは、私たちが、危険な状態の患者を安楽にしたり、死にゆく患者の苦しみを減らすことができる場合に、おそらく一番よくわかるはずです。公立病院で死にかけてこの病院に運ばれた、友人のいない外国人の事例は、私たちのケアを受けた他のどの事例よりも、この病院の価値を非常に明白に示すものでした。最初の診察で、医師は彼女に、まさに死が近づいていることを告げました。生と死の抗争はたいてい非常に短いものですが、この場合、5日以上続きました。この間に、彼女の恐ろしい苦しみは医療処置を常に必要としました。その処置によって、この最も恐ろしい最期の日々のなかで、少なくとも一定の間隔で痛みから解放されました。そして、時々彼女は自分を取り巻く人々に微笑《ほほえ》みで応えることさえし、皆の思いやりを感じとると、彼らに自分の考えや気持ちを述べることができたのです。

・4人はここを去っていきました。彼らは自分自身の目標を持つことにより、もともと身体的には原因のなかった愁訴《しゅうそ》がおさまったのです。
その目標というのは、
1人は職をみつけること、
1人はポマードを作ること、
2人はこの地で快適な下宿屋をみつけること

です。

94 このうち1人は、先月中ずっとこの病院にいました。入院のとき、彼女は具合が悪くて動くこともできず、自分の不幸を嘆くことと食べたり飲んだりすること以外、本当に何もできないのだといいました。医師は、衰弱と軽い咳《せき》の症状を認めただけです。彼女の愁訴は、実は彼女の境遇の結果であり、主に自分自身を表出する力と意志がないことであると考えられました。彼女はすぐに起き上がり散歩するようになりました。そして、彼女は、医療処置ではなく希望のある仕事を求めていたことが、非常に明白になりました。残念なことに、この種の施設のなかでは、それを得ることができないのです。

95 今病院にいる9人のうち、

・2人はまだこの世からの旅立ちを待っています。
・1人は皮膚疾患の治療を受けています。
・1人は手術から回復しつつあります。
・1人は手術を待っています。
・2人は眼科事例です。
・1人は肺病で望みのない状態です。
・1人はゆっくりと良くなっています。（ヒステリー）

96 私は、ひとつを除く全事例において、監督者は医師の診察に付き添うべきであるという規則を実行しています。というのも、ここやその他同様の病院のように、監督者が診察に参加するという規則が堅く守られていない施設では、その運営が難しいということが経験的に証明されたからです。ひとつの事例に関しては、患者の申し出により、私は《今のところ》その規則の適用を控えています（彼女はチャンドス街から来た古い患者で、残念なことに、そこではこの規則はいまだかつて徹底されてはいませんでした）。《例外》にした結果から、この規則は完全に正しいということが身をもってわかりました。おびただしい数の間違いが起こったのです。それは、指示を誤解したとか、まったく指示がないとか、あるいは指示を忘れたなどというものでした。将来的には、監督者は、そのような例外を認めたりせず、むしろできないこと（すなわち、患者に言われた場合を除いて、自分が聞いてもいない指示を実行するのを引き受けること）を放棄《ほうき》するほうが、理《り》にかなっているといえるでしょう。そのようなことは、病院におけるよい秩序と彼女の責務《せきむ》に矛盾《むじゅん》するからです。

97 慈善に値しないとわかりきった多くの事例が入院してきます。そして、それらの事例では、見境のない訪問が悲惨な結果をもたらしていることがはっきりしています。それは、経験したことをただ盲目的に繰り返す委員会のせいなのです。つまり、それぞれの患者の病状や療養態度を知りうる唯一の人々と事前に話し合いの場をもたなければ、病院付きの牧師の訪問も貴婦人の訪問も、意味をなさないということです。そうでなければ、このような訪問者は、患者の診断に関して無知な医師と同じであることは明白です。

98 私は、最近2ヵ月間、この病院の患者数が平均9人以上にならなかったという事実について、委員会に注意を促《うなが》したいと思います。9人よりも29人を養うほうがより経済的なので、私は最近、この病院での1人当たりの平均コストを1日当たり1シリングか1シリング2ペンスという低い数字に維持するのに、たいへん苦労しています。そして、この低い平均をもってしても、患者の支払い額は、施設維持費を賄《まかな》うことができないのです。出費はまたさらにかさむ予定です。というのは、肉の値上がりにより、肉屋が、肉類はすべて1ポンド当たり7ペンスで売るという、私が9ヵ月前に行なった契約の続行を断ってきたからです。そして、今では、私は7ペンス半払わされています。患者が少ないという事実は、早急な対応を要求しています。さもなければ、この病院は、公共に負担を負わせるに値しない、贅沢《ぜいたく》な慈善のひとつに堕落《だらく》してしまうでしょう。現在出費は年間一五〇〇ポンドになり、寄付と患者の支払いを含めた受領額は、年間一〇〇〇ポンド以下です。寄付金はすべて、建物その他の昨年の出費に当て、使い果たしてしまいます。

99 私は、清潔に無頓着《むとんちゃく》で経験の浅い女中を1人と、アヘンを吸い患者を脅迫する看護婦を1人、替えました。

100 この職場には多くの病気がありますが、私たちは皆お互いに助け合おうとしています。

101 私たちは、2件の死亡と4件の手術があったにもかかわらず、以下の経費ですみました。

管理に　2シリング3ペンス　　針仕事に　0

夜間看護・臨時看護に　0

102 私たちのこの四半期の仕事は、以下のとおりです。

103 （1） 応接間の家具を仕上げたこと。

104 （2） 古い布地から5つのソファ・カバーを作り、それを裏打ちしたこと。これは、寝室のソファにもすべて、それぞれ2つずつカバーを用意するためです。

105 （3） 以下のものを作りました。

ティッキングの肘《ひじ》掛け椅子カバー　2　　同　上　2

今までに古い青の縞《しま》のカーテンから5つ、古い赤のカーテンからは6つできました。今では肘掛け椅子全部について、充分な取り替え用カバーがあります。

106 （4） 以下の物を作りました。

雑巾《ぞうきん》　1ダース　　テーブル掛け　2

トイレカバー　8　　砂袋（古い緑のラシャ[16]）　4

椅子の背覆《おお》い[17]　2

古いプリント地を雑巾にしたこと。

古いタオルを二重にして、ふきんにしたこと。

絨毯《じゅうたん》を洗濯して修理したこと。

次のものを修理したこと。

（16） ラシャ（baize）。フェルトに似た、通例、緑色のやわらかい毛織地。

（17） 椅子の背覆い（Anti-Macassar）。皮（布）張りの家具や椅子の背（腕）に掛ける飾りのついた覆い。Macassar産の整髪用オイルの汚れを防ぐために家具にカバーを掛けたことに由来する。

ベッド・スプレッド　　枕カバー

タオル

107 この病院では、家具類が汚れれば、その上に新しい更紗《サラサ》を1枚鋲《びょう》で取り付け、ベッドのリネン類に穴が開けば、新しいものを買うまでそのままにしておくということが習慣になっていることがわかりました。そこで、私は、作ったり修理したりすることの神秘ともいうべき進行状況を詳細《しょうさい》に記録してきました。これは、ここでの責務に就《つ》いたときに私の責任下に置かれた膨大《ぼうだい》な量のぼろきれの使途《しと》を説明するためです。

108 裏打ち用のキャラコ[18]が1枚あります。

監督者

フローレンス・ナイチンゲール

第四回季刊報告書　一八五四年八月七日

109 この四半期に22人の患者がこの病院におりました。

すなわち、ギニー患者　9人

半ギニー患者　13人です。

110 このうち、10人はまだ病院におり、12人は退院しました。

111 この12人のうち、

・1人（肺病で最初から望みのない状態の患者）は、4ヵ月後にかなり良くなって海辺の保養地へと退院していきました。
・1人（眼科事例）はわずかに軽快しました。
・2人（手術患者）は治癒しました。
・3人（ヒステリー、皮膚病、粘膜の病気）は治癒しました。
・2人は非常に良くなりました。
・1人（白内障）は手術をし、それに伴う炎症で視力を失いました。
・1人は72歳という年齢なりに良くなりました。
・1人は、手術を受ける子供の世話をするだけのためにここに入り、子供を置いて出ていってしまいました。

112 現在病院にいる10人のうち、

・5人は回復の見込みはなく、数日から数ヵ月の期間、死を待っています。
・2人は妄想の患者です。

---

(18) キャラコ（calico）。白の平織り綿布。

・1人は手術から回復しつつある子供です。
・1人は脊椎《せきつい》の事例です。
・1人は療養態度に問題のある事例です。

113 4つの手術がありました。

114 この四半期の間、病院に同時にいた患者数は、5人から13人までのあいだでした。

115 1年間では延《の》べ60人の患者がおりました。

116 私たちは、

3つのソファ・カバーと　2つのナイトキャップ

を作りました。

リネンと　2つの膝布団《ひざぶとん》(19)

を繕《つくろ》いました。

117 私たちは、1瓶《びん》当たり2ペンスのコストで、

赤すぐりのジャムを30瓶　赤すぐりのゼリーを6瓶

保存しています。

118 時々看護婦が1人しかいないことがあります。もう1人は病気になり、静養のために田舎《いなか》へ送られているからです。

119 私たちは、

臨時看護に　7シリング6ペンス　夜間看護に　0

管理に　0

針仕事に　0

のお金を使いました。

120 ホームで調剤を行なうことにより、私たちは医師助手に払う給料の半分を節約しましたが、そのことで、セイボリー・アンド・モアーでの勘定《かんじょう》もかなり減りました。

121 この四半期に支払った資金は、前の四半期に支払ったものよりも9ポンド少ないものでした。

122 今、私がこの病院における監督者の任務を引き受けた1年が終わろうとしており、貴婦人委員会は、私がこの成功に関する見解を報告することを期待するでしょう。

123 そこで、私は、今この仕事を成《な》し遂《と》げたと考えており、この病院はその能力の許すかぎりよい状態になったということを申し上げたいと思います。

124 看護婦の訓練——それは私の人生を病院の仕事に捧げることの一番の意図だったのです——という目標に向けて、私は何もできませんでした。これは、入院希望者が少なかったために、委員会が内科・外科的処置を必要とする適切な対象を選ぶことができなかったのが原因で、したがって、結果は私にとって不満足なものとなったのです。

125 他のすべての点、すなわち、よい秩序、よい看護、療養態度に及ぼす影響力そして経済面において、結果は私にとっておおむね満足のいくものでした。

---

(19) 膝布団（hassock）。祈りの時に用いる膝あて用の布団。

126 したがって、私の責務として約束した1年を閉じるにあたり、私は《できるかぎりのこと》を成し遂げたと確信しています。しかし、私が自分の意向と神への忠誠を遂行《すいこう》するにあたって、《もし》看護学校を組織することにより近い立場があれば、辞職する可能性があることを明らかにしておこうと思います。

127 私は3ヵ月、もし可能なら6ヵ月任期を延長することをお知らせします。

128 1年の終わりに際し、私たちが皆深い関心を抱いているこの病院に関して私が到達した結論を、貴婦人委員会に対してはっきりと表明できることに名誉を感じつつ、私はこの説明を行なったものであります。

監督者

フローレンス・ナイチンゲール

解　題

病院監督から貴婦人委員会への季刊報告
――ハーレイ街病院の看護管理

一八五三〜一八五四年

ナイチンゲールといえばクリミア戦争における偉業と、『看護覚え書』で看護の本質を明らかにしたことは広く知られているが、彼女はどのようにして看護の実践能力や看護観を獲得したのだろう。この報告書は、彼女が世に知られる偉業を成す直前の三三歳のとき、はじめて病院監督をひきうけた、一年間の活動について彼女自身が書いた記録で、当時の看護実践を窺い知ることができる貴重な文献である。しかしこの報告に触れる前に、彼女がどのようにして看護を学び、看護の道に進んでいったのかをたどることにする。

ナイチンゲールは、三〇歳のときカイゼルスウェルト学園を訪れ、そこで行われている活動や看護を見学して、女性の活動の場を見いだし、家族と決別して、生涯をかけ看護の道を歩むことを決意した。この体験をもとにして、一八五〇年に、彼女は『カイゼルスウェルト学園によせて』という論考を発表した。このなかで、当時彼女が病院や看護について考えていたことが述べられている。

「病院とは患者が多くは生命力を回復し、大概の場合健康が増進して、自分の家族たちのもとへ帰るための学習の場である」、学園では「すべての人が困窮の中で、同じ克己心を発揮し、一つの愛―神に連なっている」一体感と、「キリスト教的愛のやさしさや明るさ繊細さ、一口に言えば、道徳的雰囲気」を感じ、「生き生きとした仲間が主キリストを中心として働いているではないか」と述べ、そこで働く看護婦の活動に目を向け「看護婦がふと口にしたことばが、苦しんでいる患者にとって、不安な夜の間じゅう、こころの助けにならないなどと本気で考える人はいない」と、看護婦が患者に与える影響力に、強くこころを揺さぶられた体験を明らかにした。

しかしカイゼルスウェルト学園を再訪し、三ヵ月間の看護の訓練を終えた後、「そこには看護は存在しなかった。衛生状態はひどく、病院は最悪の場所であった。しかしそこではよりよき生があり霊感に満ちていた」と述べている。その後、ロンドンの大病院での訓練を望んだが叶わなかったものの、パリに滞在し、欧州の病院の組織機構や設備環境を丹念に調べ比較した表を作成し、詳細な調査質問紙を作成して欧州中の病院に発送し、膨大な量の報告書を手に入れ、病院に精通していった。

彼女は、パリに出かける前に、このような調査活動に入る前から、訓練を受けたら職につくことを決めていた。これを打ち明けられた友人が、彼女にふさわしい仕事を探し、一八五三年四月はじめ、破綻に瀕した病院の監督者を求めているという話が伝えられた。すると四月八日の私信に、彼女は施設を運営する貴婦人委員会に対し、自由な代行者として委任されることや、任命権、財政の運用権を獲得するという条件で交渉していることと、友人に事が有利に進むよう根回しを求めた。就任するまでの四ヵ月間、ナイチンゲールは厳しく指示や要求をだし続け、準備万端ととのえようとしたが、委員会が要求に応えられず、結局、この病院の改革は彼女の着任を待つことになった。

ここまでの経緯をみると、ナイチンゲールはカイゼルスウェルト学園での体験のときには、病院に対する考えを明確に持ち、その後の欧州の病院についての実態調査により、具体的な運営について期するところがあったものと思われる。また彼女自身の看護の訓練は実現しなかったが、看護や看護婦について、彼女が明瞭な考えを持ってこの仕事に臨んだと思われる。

本報告は、ナイチンゲールが病院監督に就任し、経営主体である貴婦人委員会に宛てて、看護管理について記した三ヵ月ごとの報告書、計四回分である。

就任三ヵ月目の第一回報告では、病院内の不潔さ、非合理的な日常業務、惨憺たる管理、経済観念の乏しさをとらえた。そこで適材適所を徹底し、必要なものを調達して、患者の病床、客間、台所、書斎が着々ととのえられてゆき、給食、洗濯、掃除、補修が計画的に滞りなく行われ、はじめの半年間で生活過程を支えるためのシステムは完成し、就任期間中、徹底した倹約と、入退院管理と、寄贈品や寄付金を求め、経済基盤を強化する手をゆるめなかった。

第二・三回目の報告には、病院管理に加えて短い患者サマリーが記されている。収容されている患者は貴族に仕えるおかかえの女家庭教師で、生活苦や家族の受け入れがないために入院が長期化するものもいる。ナイチンゲールは病院の目的と役割を明らかにしたうえで、彼女たちの療養態度に疑問を持ち、入院生活によって認識が歪み、問題を助長していることを見抜いた。そこで彼女たちが自立できるよう働き口を確保し、彼女たちの関心が仕事への欲求と身体的健康に注意が向くようはたらきかけ、退院後の様子まで明らかにした。

また人間の死に対して、「もし死が避けられないものならば、患者を死に上手く適応させること」と述べ、実際に臨死期の患者を病院にうけいれ、安楽な状態をめざしたケアと苦痛緩和によって患者は苦痛から解放され、周囲に感謝して亡くなるという死の看取りを行ったことも明らかにした。現代看護においては急性期看護、慢性期看護、ターミナルケアとよばれる看護過程が、彼女によって展開されていたことが確認できた。

また、この報告書自体も、看護過程を展開するために役立てていたことがわかった。つまり、報告書を受ける貴婦人委員会に、貴婦人の関わりが患者の療養態度に及ぼす影響を述べ、どのような役割を果たせばよいのかを克明に具体的に要求した。病院に関与する一人一人に看護の目標と具体的な行動を示し、実践した結果を共有して、破綻に瀕した病院を一歩一歩改善しつつ、めざす看護を実現したことが示されていた。

ナイチンゲール自身はこの実践過程をどのように評価しているかを、第四回報告書のなかで述べている。彼女は、ここではじめて自らの任務が「看護婦の訓練、よい秩序、よい看護、療養態度に及ぼす影響力そして経済面」にあり、看護婦の訓練をのぞいておおむね満足のいくものであったという自己評価を示した。

この五つの評価規準から、彼女が考えていた病院の役割、すなわち生命力の回復や健康の増進ということを、患者に看護を行って実現することと、このような看護をするためには、経済的基盤を確保して生活環境をととのえ、患者に関わる人々が患者の療養態度に影響力を持つことを自覚して関わり、病院内のよい秩序を保つという看護管理の役割とを、着任したときには認識していたことが証明された。彼女は実践に先立ち、自分がめざす看護管理を明確に認識し、その実現に向かって実践と評価を繰り返すことを通して、実践の論理をつかんだ（といえるだろう）。この思考のプロセスは、スクタリでの実践においても発揮され、死亡率を激減させた。そして英国に戻り、ついには『看護覚え書』に表現された看護の本質の発見へと至るのである。こうしてナイチンゲールの歩みをたどると、ハーレイ街病院での一年間は、彼女の看護実践能力および看護管理能力の獲得と、科学的思考に裏打ちされた実践力を鍛錬した時期として位置づけることができ、この報告書はそれを示す重要な文献といえるだろう。

（山本　利江）

四、貧しい病人のための看護　一八七六年

病んで貧しい人々のための訓練された看護――
一八七六年四月一四日号「タイムズ」紙より転載した小冊子

1　ロンドンの貧しい病人のなかで、真の看護を必要としている人々のベッドサイドに、真の看護、つまり訓練された看護を――正規の看護婦を派遣《はけん》するという唯一の方法で――提供するという、真に「国民的な」事業の端緒《たんしょ》は切って落とされ、その最初の改革運動は成功を収《おさ》めた。そしてこれは、まず看護婦の仕事の訪問区域内に存在し、そこで看護婦が生活できる真のホームを準備することから始められた。そのホームには現実の家庭がもっていると思われるものはすべてそろっている。すなわち、物質的にはひとりずつの寝室、共同の食堂と居間、そして三度三度の食事が準備されているし、精神的には、指導、励まし、共通な仕事に生じる共感などが与えられる。さらにそこでは、より高度の訓練や教育も行なわれるし、適当な休息やレクリエーションも得られるのである。そしてホームの責任者には、またすばらしく訓練を積み熟練した看護の長があたる。要するに、どのような階級でも、よい母親がみな自分の娘を、たとえどんなに魅力的で教養の高い娘であっても、喜んで住まわせたいと思うようなホーム

なのである。

2 しかし、これにはすべてお金が必要である。

地域看護婦はいかにあるべきか

3 年老いたひとりの看護婦に、この地域看護の組織のあり方について発言させてもらいたい。それは二〇年前では矛盾した説であったろうし、二〇年後には当たり前の話になるであろう。

4 もし看護婦が患者のところから「へとへとに疲れて」家に帰り、自分のために料理をし、「衣食のことをすべて自分の手でまかなわなければならない」としたら、彼女は真の看護をすることはできない。というのは、看護はどんな仕事よりも最も注意を集中しなければならない仕事であり、看護婦は心身ともにまったく健康で強くなければならないからである。

5 そこで、もし看護婦が自分で何もかも賄《まかな》わなければならないとしたら、看護婦としては半人前になり、つぎのどちらかになってしまう。つまり、看護婦でありながら看護が必要な病人のようであるか、あるいは病人の程度以下に自分自身がなりさがるかのどちらかである。そして実際に看護婦は、病人の不潔や乱雑に対して、きちんとしようとするどころか、言い逃《の》れをすることになり、またさらに患者も看護婦に言い訳をしたり、きちんとしてほしいと望むこともなくなったりする。いやむしろそれどころか、三〇年前の病院の看護婦がそうであったように、病人のために準備されたものを食いものにするという事態にもなりかねない。

6 第三の場合もある。それは看護婦が意気阻喪《そそう》することである。

7 しかし、現に常に起こっていること、それは、この仕事に本当に適している女性がその仕事に就《つ》こうとしないし、また就《つ》くべきと考える女性もいないということである。

8 ホームに入るにふさわしい人材を得るためには——誰がそれ以外の人材を得ようと望もうか——また貧しい人々のためになるホームを創設するためには、まさに文字どおりあなた方はまず看護婦が住むにふさわしいホームをもたなければならないのである。

9 もし看護婦に劣悪なホームをあてがったり、もしくは全然与えなかったりしたならば、あなた方はひどい家《うち》に住む看護婦か全然家のない看護婦しか得られないことになる。

10 看護婦たちは家庭とは何かを忘れてしまう。

11 とすると、いったい看護婦たちはどのようにして貧しい患者の家庭をつくりかえたり再生したりできるというのであろうか。

12 貧しい患者について、まず気づくことが何かというと、それは清潔でなければならないものについての感覚が欠如《けつじょ》しているということである。地域看護婦は、病人の部屋を一度清潔にしてみせる必要がある。つまり、看護婦が身をもって掃除をしてほこりを払い、ぞっとするような汚れや不潔をとり除き洗い流し、換気をし消毒し、窓をこすり暖炉を掃除し、古いベッドの包布《がわ》や絨毯《じゅうたん》を運び出して振い払い、それを敷《し》き直し、きれいな水を汲《く》んできて釜《かま》を満たし、病人や子供たちを洗い、ベッドを作る、などをしてみせる必要がある。

13 このようにして清潔にしてみせた家庭が、みなずっとそのままの状態を保っていること、これが看護婦の大きな喜びである。看護婦は豚小屋のような家を見つけ、きちんとした風通しのよい家にしていく。

14 実際、これら看護婦が、病人たちを見守り指導する立場をもっているから、貧しい人々は「彼らの家がまた汚れているのをわれわれに見られることを恥じる」のである。

15 ある女性が涙を流しながらこう言った。

16 「まるで私が病気になる前のようにしていただいて……。病気してからというものは、大変なことがのしかかってきて……。お隣の方に聞いてみてくださればわかりますが、私はいつもきれいにきちんとしていました。でも病気や災難のせいでつぎつぎと後まわしにしてしまい、とうとう全然手がつけられなくなってしまったのです。というのも、私が病院から帰ってきたときには、自分のベッドをちゃんと作ることもできなくなっていました。何をする気も体力もないような気がしたからです。でも、もう《決して》二度とあんな状態にはしません。」

17 そして彼女はそれを実行し、看護婦はその病人の傷の包帯を取り換《か》えにきたときはいつも、病人には無理だと思われる仕事を手伝うようにし、ついにその女性は全部自分でできるようになった。

18 別のケースでは、母親が二年間病床についていた。その場所は不潔の巣窟《そうくつ》であった。空気は重苦しく澱《よど》んでいた。看護婦は幼い子供たち二人に、不潔なくずや汚れたリネンなどをベッドの下から集めてこさせ分類させた。また（これが普通であるが）二週間も空《から》にされたことのない鍋類を空にし、暖炉を掃除し、固まった灰をかき出した。子供たちを洗い、シラミだらけの髪も洗ってくしけずった。翌日、八歳になるいちばん上の女の子は家をきれいにし、三脚椅子《さんきゃくいす》にのって、小さなやせ細った腕で汚れたリネン類を洗っていた。隣の女性がこれを手伝っていた。

19 こうした仕事に対する最高の賛辞《さんじ》をまだ言いのこしている。それは別の不潔な巣窟《そうくつ》で、「婦長」のリーズが最も必要な作業を終えたあとで、小さな弱々しい少年を洗っていた。そのとき彼は叫んだ。「ウィリーは洗ってもらうの好きじゃないよ。でも洗ってもらうの好きな悪魔なら洗ってやれるね」。この新しく来た看護婦のすばらしい力に対するウィリーの意見がこれであった。彼女は黒いものを白くしてしまうくらいうまく洗えるのであった。

20 ソーホー街《がい》やセント・ジャイルズ街などの五、六階に住んでいる病人のところにも、地域看護婦はしばしば訪れなければならなかった。水道栓《せん》は歩道の下の地下室のなかにあり、地下室には、時にはその床の下までごみの山があり、ちり取りもなければ水を汲《く》んでくるカンもないのである。これが看護婦が掃除をし清潔にしなければならない部屋なのである。《看護婦はまさにそれをやってのけているのである》。これこそ看護婦の技術の勝利にほかならない。

21 いったい病院看護婦の気風《きふう》や地位は、どのようにして高められてきたのであろうか。それは何よりもまず病院を善良な若い女性――教育を受けた若い女性――が、そこで生活し看護ができる家庭のようにすること、ついで、病院看護を、彼女たちがちゃんとした生活を送れるだけの報酬《ほうしゅう》を得ることのできる専門職業へと高めることによってである。

22 病院の場合にいえるこのことが、地域看護の場合にはもっともっと必要なのである。地域では、看護婦たちはどんな天気であろうとも乗物なしで外へ出なければならず、しかも優れた病院の看護婦や訓練学校の看護婦を勇気づける団結心〔esprit de corps〕——それはちょうどその栄光を傷つけてはならない数多《あまた》の戦功《せんこう》と色あせた軍旗《ぐんき》とを持つ連隊の兵士たちを勇気づけるのと同類のものであるが——も現在はまだ育っていないので、新しく創り出していかなければならないのである。

23 今日でさえも、いくつかの特別な例を除けば、病院看護婦は、よい家庭にいる女性や仕事に従事している女性よりもはるかに多くの道徳的、物質的、精神的な援助を必要としていながら、まだわずかしかそれを得ていないのである。

24 ところが、地域看護婦は病院看護婦よりもっと援助を必要としているのである。というのは、〔病院看護婦と比べて〕彼女たちの生活はずっと厳しく、また保障されていない状態で、しかも何ひとつとして得るものがないからである。

25 女性は孤立することはできない（このことに関しては、男性はもっとできないのだが）。

26 私はある老人が「みんな下りの道ですよ」と言っているのを聞いたことがあるが、どん底まで落ちることがどんなにたやすく、頂上へと登ることがどんなに難しいかは誰でも知っている。

27 ロンドンの地域看護婦たちに対して、実際的な援助と真のホームを与えようという最初の動きがはじまっている。この二つのことは、このほか真の独立、計画性、不屈の勇気、自立の精神、すべての力を最高に発揮できるよう訓練する可能性などと相まって、国外にまで広く活動している宗教的な婦人団体の成功の秘密を解く鍵《かぎ》でもあるし、また、英国人の最高の特性が成功を収めるかどうか、そして不潔と熱病の巣窟《そうくつ》の撲滅《ぼくめつ》運動、つまり病《や》めるロンドンの、最低の地区の最低の部屋に光と空気と清潔さを送り込もうとする運動が成功するかどうかについても、その鍵《かぎ》となっているのである。

28　これら貧しく病む人々に、再び健康なからだと心に加えて健康的で清潔な家を持たせようとすることは、何エーカーの贈与《ぞうよ》や救済《きゅうさい》にもまして役だつことであろう。

29　この真意は彼らを被救済者にしないことである。

30　しかし、こうした地域看護婦を養成し地域ホームを準備するには費用がかかるのである。

地域看護婦は何をなすべきか

31　看護婦は、まず第一に看護すべきである。

32　第二に、病人と同様に、その部屋を看護すべきである。つまり、病人のいる環境を看護の秩序《ちつじょ》にのっとって整えるのである。すなわち、病人が回復《できる》ように、部屋の管理をし清潔を保ち、同居している人にその状態を維持するよう教えるのである。

33　第三に、病気や死を招《まね》く恐れがあり、しかも個人では解決できないような衛生上の欠陥《けっかん》があるときは、それを関係機関に通報する。

34　看護婦はコックであるはずはない。（「sweet Jack Falstaff」の言とは違うが）、また救済官でも、地区巡視員〔district-visitor〕でも、代書屋《だいしょや》でも、雑貨屋でも、椅子張り職人でも、社会事業部員でも、食料調達屋でも、婦人慈善家でも、主任薬剤師でもなければ医療品屋でもない。地域看護婦は、病院看護婦よりもこれらすべてを兼《か》ねようとしてもできない状況にある。しかし、物品が不足していたり回復に必要なものが欠けていたりする場合には、看護婦もその長《ちょう》も、それらをどこにどのように請求すればよいかを知っている、それぞれに対する機関が存在するのである。

35 「病人の状態が肉やブランデーやブドウ酒などの栄養物を必要としているときは、われわれはふつう、教区の医師の文書による指示を受けて、救貧院から入手するが、教区当局から手に入れるのが困難なときは、牧師、地区巡視者、慈善会などが、衣類その他の必需品《ひつじゅひん》と同様に調達してくれた。ある場合には、看護婦たちが病人の家で濃いビーフティーやかるいプディングや冷たい飲物のような栄養物を作ったりもした。またあるときはセントラル・ホームで作ってくれたこともある。しかし、ふつうはこのような医療上意味のある嗜好品《しこうひん》は、地区巡視員が持ってきてくれるだけでなく作ってもくれた。どんな場合でも、看護婦が病人に行なう実際的な看護の域をこえて何か品物を《与える》ということはなかった。しかしもし、私がひとりの看護婦として、看護婦の仕事について判断を下《くだ》す能力があるとすれば、私は、この地域看護サービスは、この国のどんな看護婦によって行なわれたサービスよりも、より高度な特質をもっていると、はっきり言いたいと感じている。」――F・リーズ総監督の季刊リポート第一号より抜粋

36 もし地域看護がただ単に救援するために始まったものであれば、看護婦たちはそれだけをしていればよいではないかというのも、もっともではある。

37 ところが、貧しい病人の意欲をそこねたり、彼らをして被救済者に陥《おちい》らせたりする影響のことを考えなくてもよいのであれば、高度の訓練を受け熟練した看護婦にそれをさせることは、まったくの無駄《むだ》というものである。ただでさえ、病人たちはすでにあまりにも強くそのような影響を受けすぎているので

ある。

38 もしあなたが、病《や》む妻を看《み》ると同時に、救援したとしたら、酒飲みの夫はどんなに《頻繁《ひんぱん》に酒飲み》に出かけるかということは、あまり考えられていない。同様に、妻が病気になったとき、もしあなたが、夫に自分自身や妻を助けられるように援助するならば、そんな人でも酒を《決して》飲まないよう、どんなに努力するだろうかとか、彼の住み家に手を入れて清潔にし、ずっと耐《た》えやすいものになるように心を配ったとすれば、彼は自立心を維持しようとしてどんなに努力するだろうか、などといったこともあまり考えられていない。

39 おそらく病気は、まさにこうした目的のために与えられたものであり、それをあなたが駄目《だめ》にしているのではないだろうか。

40 現在の協会は、地域看護婦のなかに（救援でなくて）仕事に対する熱意を育てたいと思っており、また地域看護婦が彼女の貧しい病人のなかにも同じく看護に対する熱意を育んでくれることを望んでいる。

41 これらの地域看護婦たちもまた、この熱意が病人たちのあいだに、本当に理解されるようになりはじめている事実を聞いたり感じとったりしているからこそ、仕事を続けていられるのである。

42 ひとりの貧しい老婆《ろうば》が若い隣人につぎのように話していたという。「看護婦さんは本当にありがたいものだ。旦那《だんな》やおやじさんは週に一ペニーは払うべきだったよ。来てほしいとき頼めば来てくれるんだから」。

43 これが地域看護の真の精神なのである。

44 たしかに看護以外に《与える》ものは何もないが、いつの日にかその老婆の賢明な計画が実行に移されることを望みたい。しかし、それはともかくとして看護婦はあくまで看護婦であって、コックでもなければ社会事業家でも救貧官でもない。そして、もし必要とあらば物品は適当な機関から入手できるし、病人の安楽をはかる取り計らいも、そのような機関から受けることができるのである。

45 （1） 地域看護婦はまず看護しなければならない。地域看護婦は病院看護婦よりもさらに高度な学習を積み充分な訓練を受けていなければならない。なぜならば、医師が常に手近にいるわけではないし、病院の設備を使える場では全然ないからである。また医師に代わって事例の記録をとらねばならず、医師は彼女からしか報告を得られないからである。地域看護婦は医師の臨床上の事務員であり介助者であり、そして看護婦なのである。

46 これら地域看護婦は——これは、これまでにはなかったことであるが——医師に代わって患者の脈拍や体温などを含む病人の状態を記録する。ある医師は、事例についての看護婦の記録を読むことによって、いつ手術をすべきかが判断できたと述べ、またある医師は、看護婦から事例についての病歴を聞いて、結核だと報告されていた病人が腸チフスにかかっていることがわかったと言っている。また、看護婦が書いた病歴を見て、病人を入院させたある病院の医師は「われわれの医学生のなかでも、これ以上の報告を送ってこられるものがいるかどうか疑わしい」と言った。

47 （2） 《病院は》何よりもまず病人を害さない場所でなければならないとすれば、《貧しい病人の部屋》は、おそらくそこから生じたであろう病気からの回復を可能にする場所に変えていくためには、どんなに多くのことを必要としていることか！

48 これはロンドンの地域看護婦が行なっていることである。すなわち、病人を看護すると同様に、部屋にも手を入れ、家族に部屋を整える方法を教える。

49 そして、このようなことをする女性、つまり召使いでもあり教師でもあり、同時に病人の信頼を得て仕事を任されるだけの教養ある女性でもあるといった女性には、ほとんど他の仕事の追随《ついずい》を許さないほどの高い特質が要求されるのである。

50 今は裁判官になっているある有名な司教は、師範《しはん》学校の校長であったとき、ひとつの模範《もはん》として自ら豚小屋の掃除をしていたが、おそらく監督者の行為として最もふさわしいもののひとつであろう。

51 （3） 地域看護婦は、病人だけでは解決できない衛生上の欠陥を、保健官や関係当局へ通報しなければならない。

52 こうして、一〇〇年ものあいだ、手つかずで放置されていたようなごみ箱は空《から》にされ、水がめは清潔にされ、給水や排水は調べられ修理されるのである。

53 病院というものは、あくまでも文明の途中のひとつの段階を示しているにすぎない。現在のところ病院は、貧しい病人が看護を受けうる唯一の場所である。もっとも、実際には金持ちの病人もしばしば病院で看護を受けてはいるが……。しかし究極の目的は、すべての病人を家庭で看護することである。

54 一般的にいって、貧しい病人が病んでいられる場所といったら、いったいどこであろうか？

55 家庭である。大部分の病人がいるのは、そこである。

56 しかし彼らのための看護婦は、どこで養成することができるのか？

57 病院である。熟練した看護婦が養成される《唯一の》場所は、そこである。

58 このような事情が、現在、在宅の病人への実際の看護を最も費用のかかる看護にしているのである。

59 それでも病人のすべてを病院に送り込むことを望んでいる人は、誰もいない。たとえそれが可能であり、またたとえそれが貧しい人の家庭を崩壊させることがほとんどないとしてもである。

60 入院が適切と思われる病人はみな病院へ移されている。しかしなかには入院に同意しない者もある。結核、不治《ふじ》の癌、卒中《そっちゅう》、両下肢の潰瘍などの病人の大部分は、病院への入院を認められないが、家庭で看護できない場合には、教区の費用で救貧院の病院へ送られるのである。

61 ある病人は、リーズ看護婦の熟練した看護によって、教区の医師が病人の自宅で非常に難しい手術を行なうことができたが、それによって教区は一週間当たり一ギニーを節約できたし、その貧しい女性の家庭は崩壊《ほうかい》を免《まぬが》れたのである。そしてその家庭の崩壊を防ぎえたことは、はかりしれない利益なのである。

62 こうして訓練された地域看護婦は、二重の働きをするのである。すなわち、もはや直せないほど酒びたりになったり希望を失ったりしている人々を説得して、彼らがいずれは行か《ねばならず》、しかもすぐ行ったほうがよい救貧院の病院へ行かせること、そしてつぎには、一時的な病気を乗り切らせて、ふたたび元気に立ち上がらせることであり、それで彼らはまったく病院に行く必要がなくなるのである。

63 しかし、これにはすべて費用がかかる。地域看護婦にお金がかかり地域ホームにもお金がいる。

64 地域看護婦は資格を取るまでに、つぎのことが必要である。

1　地域の仕事に一ヵ月間の実習

2　病院看護に一年間の訓練

3　地域看護に三ヵ月から六ヵ月間の訓練

65　地域ホームにはそれぞれに、看護婦の仕事を指導し監督する監督者を置かなければならない。さらに、ひとつの地域ホームには限定された数の看護婦しか入れない。というのは、人数を多くすることは仕事の場から遠くなりすぎることを意味するからである。

66　したがって、どの地域ホームにも熟練した監督と、四名以上の訓練された看護婦と、ひとりまたは二人の召使《めし》い（コックとお手伝い）が必要である。というのは、地域看護婦は自分たちのために料理をしたり世話をしたりするより、まったく別のことをしなければならないからである。彼女たちは貧しい病人の召使いであり、しかも非常にはげしい仕事をする召使いなのである。

67　これまでの経験でわかったことであるが、もしある施設が「《貧富《ひんぷ》両者》に向けた熟練看護婦の提供」をしはじめるとすれば、特にそれが「採算《さいさん》のとれる」ようにしようと思えば、結局は「富める者」のみのための「熟練看護婦の提供」ということになってしまう。つまり、その施設が「採算のとれる」ことを建前としていれば、言い換《か》えれば、看護婦がその施設を「支える」のであれば、「富める者」がまずやってくるに違いない。そして「富める者」が最初に来れば、彼らが最初から最後まで占めることになるだろう。

68　だから、現在の協会は、常に神が与えるシステム〔the Provident Dispensary System〕の立場で、またすでに行なわれているように、圧迫され生活の苦しい中産階級の患者の看護も含めて、もっぱら《貧しい》人のためだけに熟練看護婦を提供することを手がけてきている。

69 これら実際に貧しい病人たちは協会に贈り物をしているが、看護婦たちは何も受け取ってはいない。

70 協会の目標は、《在宅の貧しい病人に、これまで経験したことのない第一級の看護を贈る》ことである。そしてこれには費用がかかるのである。

フロレンス・ナイチンゲール

一八七六年四月

（訳＝薄井坦子、田村　真）

解題

貧しい病人のための看護　一八七六年

この小論は、貧しい病人の家庭に訓練された看護婦を派遣して、国民の誰もが必要なときに必要な看護を受けられるようにしなければならないという構想を推進させるために、タイムズ紙（一八七六年四月一四日号）に寄稿されたものである。詳しくはビショップとセイマーの解題を参照されたい。

この構想に対するナイチンゲールの取り組みが、単なる思いつきや感傷から発したものではないことは、この小論の見事な論理構造から知ることができる。すなわち、まず、貧しい病人を正しく看とるためには、地域看護婦のための〝ホーム〟をもつ必要があり、〝これには費用がかかる〟と経済的な支援を訴えてから、その根拠を展開する。地域看護を担う看護婦について、他人を看護するためには莫大なエネルギーが必要であり、そのためには看護婦自身の生活が物質的にも精神的にもよい状態にととのえられていなければならないという矛盾を指摘している。看護するためには看護されていなければならないという矛盾を解決する方策として〝ホーム〟の必要性を説く発想は、まさにナイチンゲールの特徴的な発想であり、現実をみつめることによって得られたダイナミックな論理である。

一方、看護の必要な対象についても、人間が病むと、特に貧しい人が病むとどういうことが起こるかについて、清潔への観念が低下すると鋭く指摘している。日常いろいろなことに向けられていたエネルギーが、病むことにより自らの病苦にふりむけられていく結果、健康的な条件は低下の一方をたどることになるわけで、ここに看護する必要性が生じるのである。彼女は訓練された看護婦によって貧しい病人への看護が実践されるならば、病人や家族や家庭にどのような違いが起こってくるかを具体的な事実を例示しながら展開し、地域看護婦を育て〝ホーム〟をもつには費用がかかるが、その活動が社会的にはるかに大きな利益をもたらすことを読者に合点させていく。

論理的であり、かつ感性に訴えるこの小論に、われわれはアピールとはこのようにするものかと教えられる。

ビショップとセイマーの解題はつぎのとおりである。

（薄井　坦子）

●ビショップによる解題

「タイムズ紙」に寄せられたこの手紙は、一八七五年に創設されウェストミンスター公を初代の会長に迎えた「貧しい病者のために訓練された看護婦を供給するための首都圏および全国看護協会」のために経済的な支持を呼びかけた懇願状である。ナイチンゲール嬢は、まずその時点までに成し遂げられた成果をたたえることからはじめている。「ロンドンの貧しい病人のなかで、真の看護を必要としている人々のベッドサイドに、真の看護、つまり訓練された看護を――正規の看護婦を派遣するという唯一の方法で――提供するという、真に『国民的な』事情の端緒は切って落とされ、その最初の改革運動は成功を収めた。そしてこれは、まず看護婦の仕事の訪問区域内に存在し、そこで看護婦が生活できる真のホームを準備することからはじめられた。そのホームには現実の家庭がもっていると思われるものはすべてそろっている。……要するに、どのような階級でも、よい母親がみな自分の娘を、たとえどんなに魅力的で教養の高い娘であっても、喜んで住まわせたいと思うようなホームなのである。

しかし、これにはすべてお金が必要である。」

ついでナイチンゲール嬢は、(1)地域看護婦はいかにあるべきか、(2)地域看護婦は何をなすべきか、について考察をすすめる。ここで再び彼女は、簡要にして力強い文章で、自ら看護のなかに含まれていて看護を構成しているこまごまとした仕事のすべてが積み重ねられていくことの重要さを強調している。つまり、清潔とか新鮮な空気とか思いやりとかいったことで、これらは、彼女が書いた看護に関する論文や手紙のすべてに一貫しているテーマでもある。

と同時に彼女は、地域看護婦にはそれ以上の資格も必要なことを認めている。「地域看護婦はまず看護しなければならない。地域看護婦は病院看護婦よりもさらに高度の学習を積み充分な訓練を受けていなければならない。なぜならば、医師が常に手近にいるわけではないし、病院の設備を使える場では全然ないからである。また医師に代わって事例の記録をとらねばならず、医師は彼女からしか報告を得られないからである。地域看護婦は医師の臨床上の事務員であり介助者であり、そして看護婦なのである」。

●セイマーによる解題

「地域」(もしくは「訪問」)看護について、フロレンス・ナイチンゲールは一種特別な関心を持っていた。そして、この論文を書く何年も前に、すでに、リヴァプールの王立救貧院病院の看護学校の経営にあたっていた人たちを励ます手紙を何通か書いている。この病院では、病院看護と同様に、「地域」看護婦の訓練も行なっていたのである。当時、ロンドンといくつかの地方都市においては、貧困者をその家庭において看護する種々の慈善協会が存在していた。ロンドンにおけるその種の協会も、多くの場合は良い仕事をしていたのであるが、看護のあり方に関してはそれぞれが(千差万別で)質量ともに同じ水準を保っていないというらみがあった。この論文の書かれる前年、すなわち一八七五年から、ナイチンゲール学校の卒業生であるフロレンス・リーズ嬢によって、「首都圏ならびに全国看護協会」を創設してこれらの動きを一線にまとめようとする努力が重ねられていたのであるが、そこで再び、ごく当然の成り行きで、ナイチンゲールはこの新しい協会についての相談を受けることになる。「タイムズ紙」に寄せられたこの手紙は、この計画を支える基金への協力を呼びかけると同時に、ロンドンにもこのような働きをする看護婦が必要であることについて公衆を啓発する機縁ともなった。

この小さな冊子は、ほとんど全文が「タイムズ紙」に寄せられた手紙そのままであるが、このなかで彼女は、彼女独特の明快な語り口をもって、地域看護婦の訓練のあり方や生活の仕方などについての彼女の考え方を論述している。この論文のなかでは、病院における看護と病人の家庭で行なわれる看護との間にある違いが生き生きと描写されており、もっとも優秀な看護婦にこそ、この看護の分野に入っていってもらいたいという強い願いが披瀝《ひれき》されている。もともとこの手紙の意図するところは、ロンドンにおいて成功裡《り》にその緒《ちょ》についたこの事業の発展のために公衆の支持を懇願する、というところにあった。しかし、この手紙は深く心をひかれるものを持っており、単なる懇願状の域をはるかに越えている。これは、自ら「一老看護婦」と称する人の手になる、すべての地域看護の仕事に関する、偽りのない、そして思いやりのこもった実情報告書なのである。そして、彼女は、この興味のつきることのない主題に関して若々しい見解を保っていることを見事に証明したのであった。

五、病院と患者　一八八〇年

1　われわれは病院において、はたして患者をケアしているのであろうか。

2　病院は患者のために存在しているものであって、病院のために患者が存在しているわけではない。

3　にもかかわらず、まるで患者だけが思考の対象からはずされてしまっているかのように見受けられることがよくあるが、それではまるでハムレット役をはずして《ハムレット》劇が演じられているようなものである。

4　病院看護の「新しいシステム」とは、いったい何のためにあるのだろうか。

5　それは教養の高い女性たちが履歴《りれき》をつけるためのものなのであろうか。それではまるでそういう「レディ」のために病人が存在することになり、病人のために「レディ」がいるのではないことになってしまう。またそれは、「自分で生計を立てようとする多くのレディ」が仕事を見出すためのものなのであろうか。あるいは神様がお創りになったこの世においては、病気というものは何かの掟《おきて》を破ったがために与えられた罰《ばつ》だとでもいうのであろうか。それとも病気は、病人に対してどうしたら最善をつくすことができるかとか——すなわち、どのようにしてその最善をつくす方法を進歩させるかとか——、病人のために男性や女性つまり医師や看護婦をどのように教育すればよいのかとか——すなわち疾病《しっぺい》を治癒《ちゆ》させたり予防したりまた死に行く人や不治の人の道を安らかにするための科学や実践をどのように進歩させるかといったことについて、われわれがそれから学ぶべきものなのであろうか。

6　もしそうであるなら、またもし女性や「レディ」が、看護婦たち——もちろんすべての看護婦は訓練を受けていなければならないが——と一緒に働くというのであれば、彼女たちにも病人に対して善をなすよう訓練を受け《させ》なくてはならない。いまや医師たちや看護婦たちは、このことでしだいに躍《やっ》起《き》となりつつあるようである。

7　そして、もしこうした事態が、病人のためでなく自分たちのために訓練を受けるのだと誤って考えているような「レディ」を看護専門職から閉め出すことになるのであれば、それは躍起《やっき》になればなるほど結構なことである。

8　そのような看護婦の仲間集団〔nursecraft〕が、「レディ中心主義」という卑《いや》しい精神すなわちレディにつきものの排他《はいた》性によって、誤って幻想でしかないギルドに浮き身をやつし、苦しんでいる人を援助しなかったり、あるいはそのことを第一の目標としなかったりするような場合には、またもし少しでもそのような意識が存在するとすれば、それは真の意味での看護に対して強い裏切りの罪を犯すことになる。すなわちそれは命に関する最も貴重な芸術〔arts〕のひとつを我《わ》が物にするという罪である。なぜ最も貴重な芸術であるかというと、それは看護が生きた身体と魂とに欠くことのできないものであるからである。

9 国王の大権《たいけん》に対しては、政治的手腕で法を破っても立ち上ってきたご時勢《じせい》である。そこで看護婦の仲間集団も、時には看護婦の誤った特権意識――「レディ」階級が最も役に立つことをするというのではなく、自分たちの階級保全という特権を押しつけがましく主張するために看護婦集団に入るという意味の特権意識――に対して立ち上がってもよいのである。

10 二、真の意味での看護婦の仲間集団とは何であろうか。

11 真の意味での看護婦訓練とは何であろうか。

12 看護婦のあらゆる訓練の本質つまりその目的は、医師の指示に《知性的》に従うことである。すなわち、患者のために出された医師の指示が、ほんとうに患者のためになるように遂行《すいこう》されるためには、どのように知性的に従えばよいかを教えることである。

13 軍隊の訓練にはどのような意味づけができるであろうか。たとえば最高の水準であるといわれているプロシア軍の場合、彼らは、あらかじめ教え込まれていた詳細にわたる知識に忠実に従うことによって命令を遂行《すいこう》していたのである。しかし看護の場合は、それは機械的に行動することによってではなく、生と死の問題に対処しなくてはならない知性的な人間によって遂行《すいこう》されなければならないのである。

14 ドイツ軍の軍務の一部に安全を守る業務〔Sicherheitsdienst〕があるといわれる。しかし、そのよく訓練された軍務といえども、看護業務の真の安全を守る業務を越えるものではない。

15 「使徒《しと》は主《しゅ》を越えるものではない」。兵卒《へいそつ》は将校の上には立たない。そして看護婦は患者の治療においては医師の上に立つものではない。

16 もしも、「訓練を受けた看護婦」のほうが雑役婦《ざつえきふ》よりも医学的権威に対して従順でなかったとすれば、それは訓練によるものではなく、訓練の《不足》によるか、もしくはその訓練（と呼ばれたもの）の欠陥によるものである。これこそまさに《矛盾《むじゅん》》である。まるで、彼女たちは訓練を受けていないがゆえに「訓練された看護婦」である、といっているようなものである。

17 それはまるできちんと教育を受けた医師のほうが村の老婆《ろうば》や骨接医よりもものを知らないと言っているようなものである。そうでないというのであれば、訓練という語にいったいどのような意味を持たせることができるのであろうか。

18 それとも、もし医師がギャンプ夫人[1]に同情しているかのように話していたとすれば、それはいったい看護婦の訓練者たちや「レディ」たちの落度《おちど》でないといえるだろうか。誰かが彼女の天職を間違《まちが》えたのである。そして訓練の全体の目的と本質とが損《そこな》われたのである。

19 看護スタッフと医師との関係は、建築スタッフと建築家とのそれとほぼ同じであるとはいえないであろうか。看護婦は自分の本務が何であるかを知っているべきであり、また建築主によって雇《やと》われた人たちのひとりひとりも自分の本務について知っているべきである。――このことは、内科医や外科医にとっても、また建築家にとっても、最も本質的に重要なことである。そしてもし建築スタッフや看護婦がこのことについて訓練されていないとすれば、それぞれ自分たちの本務をどのようにして知ることができるであろうか。看護婦は自分の本務を果たすように訓練されなくてはならないし、それを果たさないような訓練をされてはならないのである。

20 三、さらにいえることは、医学校を看護婦訓練学校に対抗させて考えることは「犯罪よりも悪いこと」であり、たいへんバカげているということである。それはまるで時計の分針《ふんしん》を時針《じしん》に対抗させて考えるようなものである。

21 看護婦のための訓練学校は、医学校があるところにおいてこそ最良の状態に置くことができる。このことはほとんど自明《じめい》の理《り》である。というのは、最も優れた看護婦によってそのように感じられているからである。

22 われわれは、患者をボールにして、学生一一人の組と看護婦一一人の組とのクリケット試合をしているのではない。目的はこれとはまったく違うのである。つまり建築全体、民政、医師スタッフや医学校、看護スタッフや看護学校、マトロンなど、すべては、ひとつの目的に向かって働き、かつ調和のとれたひとつの大きな有機体でなければならない。またこの目的とは患者の役にたつということであり、この点において、医師と看護婦とは同じなのである。

23 次のこともまた自明の理である。すなわち世論という自由な外気を病院のなかにとり入れればとり入れるほど、それだけ看護をも含めて患者へのケアの水準を高く保つことができるということである。それでわかるように、学生の存在は看護にとっても有益なのである。つまりそれは間違いなく訓練された看護婦が持っている高度に教育された要素が学生に注ぎこまれることになるからである。

24 自由な世論というものは、その世論自体に対してはともかくとして、人間が犯す過《あやま》ちに対しては鋭く

（1）ギャンプ夫人〔Mrs. Sarah Gamp〕。ディケンズの小説“Martin Chuzzlewit”に出てくる看護婦の名前。だらしなくて酔いどれの看護婦。

注意を向けているものである。そして、これは非常によい有益なことなのである。

25 ヨーロッパにおける最もひどい看護は、おそらく《カトリック教会の婦人団体》〔sisterhood〕の看護であろう。そこでは民政も立ち入らせなければ医学校もまったく存在しないのである。ヨーロッパにおける最もひどい病院では疑いなくマトロンはいないし、また看護婦訓練学校もなく、医師によって直接の訓練を受けるという医師の（マトロンのような）権威下にある看護婦だけがいるのである。一言《ひとこと》でいえば、そこにおいては医師自身がマトロンなのである。

26 女性的な要素は看護の本質的な要素であると広く認められている。であるから女性の看護訓練は女性によってなされなければならない。建築家といえども、れんが工や鉛工を訓練監督することはできない。まして看護婦は建築に携わる人たちが扱う対象よりも、はるかにずっと価値のある、しかもせん細《さい》な対象を扱っているのである。そのような看護婦の日常生活（よい日常生活なしによい看護婦でありえない）は、医師や男性によってお膳《ぜん》だてされたり監督されたりするものでは決してない。このことはあらゆる点からいって理解されるであろう。

27 大きな市民病院が医学校のなかった時代に逆戻りしたとしても、おそらくほとんど問題を感じないほど、われわれはおめでたいことに、この課題をなおざりにしているのかもしれない。そのために、医学校がつくられて後もずっと長いあいだ、看護婦訓練学校がなかったのである。民衆――このなかには特に医師も含まれている――が、「大病院においては、学生のための医学校がなければならないのと同じように、看護婦のための訓練学校もなくては不完全である」と考えるときが間《ま》もなく来るであろう。私たちはそのような良いときが来るのを妨《さまた》げないようにしようではないか。

28　世論とは、個人的な憤《ふん》まんを新聞などによって吹聴《ふいちょう》するということを意味するものではない。この種の苦情に関していえば、医学校あるいは看護学校と病院との関係は、夫と妻との関係に似たものがある。彼らはそう簡単に離婚するわけにはいかないのである。そして、もし友人が彼らを和解させたいと望むならば、彼らの個人的なくだらないけんかや、せめ合い、あるいは気質の不一致などを新聞に書きたてるようなことはしないであろう。

29　四、ここでは、「看護婦のためのよい訓練学校を構成するものは何か」、また「何が失敗を構成するのか」という技術的な点についてまで触れることはできない。しかし常識的にいえることがいくつかある。常識はあらゆることに当てはまるし、また当てはまって当然であり、それは専門技術者でない者でもわかることである。そして誰もがそのことが常識であるか否《いな》かを明言することができるのである。たとえば、そのひとつをあげると、病棟婦長（シスター）がお互いに自分の病棟に訪問(2)してくる内科医や外科医のそれぞれの長所について、良きライバルとして張り合うとしたら、それは（患者にとって）この上もなくよいことであるといえよう。もし婦長が自分のところの内科医や外科医を他のどの医師よりも立派であると考えているとすれば、それはたいへんけっこうなことだからである。彼女を黙らせてはいけない。このことからも、またあらゆる常識からもいえるのであるが、病棟シスターと看護婦とを、見習生にさせるように、「訓練」を受けさせるために病棟から病棟へと動き回らせるべきではない。シ

（2）病棟に訪問してくる内科医や外科医。多くの英国の病院はオープン・システムをとっているので、開業医が自分の患者を病院に入院させ、その患者の診療のために主治医として病院を訪問してくる。

スターや看護婦は、その病棟に任命されたときに、すでに訓練されているべきである。訓練は見習生としての期間にあらかじめなされることである。彼女たちは、今は看護をするために病棟にいるのであって、看護を学ぶためにいるのではない（もちろん彼女たちも年ごとに学んでいるのであって、またそうでなければ看護婦とはいえないのであるが）。また訓練をするためにいるのであって、訓練を受けるためにいるのではない。もっとも、実際には毎年毎年が見習生にとってばかりでなく、自分たち自身にとっても訓練なのであるが。

30 マトロンの都合という言い方は用語法を誤っている。患者にとって善なることは、とりもなおさずマトロンにとっても都合のよいことであり、それはまたそこにいるすべての職員にとっても都合のよいことなのである。

31 したがって看護婦の生活を律《りつ》するための規則すべては、レクリエーションの時間も含めて、医師の指示を遂行《すいこう》するにあたって患者に対して最善をつくしてその義務を果たしうるような健康な身体と心に、人間（彼女は家具のひとつではないのである）としての看護婦を保持するためにある。この目的のためにこそ看護婦はこれらの規則によく聞き従わなければならない。シスターと看護婦とは《常に》――見習生は、自分がその仲間に入らないのではないかということで強い疎外感《そがいかん》を感じるかもしれないが――医師が回診するときには、その場にいなければならない。このことは、どんな機構や組織（これはしばしば組織のまったくないような場合にも用いられる不都合な言葉であるが）においても非常に本質的な部分である。これはまた、病院の日課のなかで最も教育的なひとときである。つまり、組織機構は、看護婦の生活の規則を、看護婦がよい看護ができるように維持させるためにあるのである。

32 もし、つむじ風や砂あらしにならないとすれば、微風《そよかぜ》ほどよいものはない。それは最良に統制《とうせい》された病院をときどき掃《は》き清めてくれるからである。自由な空気があらゆる雰囲気を新鮮にしてくれるのである。つまり摩擦《まさつ》によって傷が生じないとするならば、管理者、医師、看護婦の各長の間で、それぞれに対する世論をふまえたうえで、善意の摩擦を起こすことはよいことである。そしてそれは刑務所と公立学校との相違点をなすものである。

33 しかし、もしいったん「風」を通すということになれば、それが絶対につむじ風をまきおこさないということを期待するわけにはいかない。そして、このつむじ風は実に健康にとって有害であり破壊的なのである。

34 われわれは何よりもまず第一に患者をケアしているであろうか。このことは、はじめと終わりの鍵となる言葉である。アルファにしてオメガなるものは、「われわれははたして患者のケアに聡《さと》いかどうか」ということである。

（訳＝小南吉彦、薄井坦子、田村　真）

解　題

病院と患者　一八八〇年

この短い論文は、一八八〇年九月号の「センチュリー（Century）」誌に掲載するために活字に組まれたものであるが、実際には掲載されなかった。その間の詳しいいきさつについては、ほとんど知られていない。現在はその校正刷一枚が残っているのみである。

いわゆるナイチンゲール・システムの看護学校が開設されてから二〇年たったこの頃には、もはや教養ある女性にとって魅力的な職業としての看護婦というイメージは社会に定着しはじめ、当初のナイチンゲールの意図は成功を収めたことがわかってきつつあった。しかしここにナイチンゲールには新たな危惧が生まれてくる。それは、人々が社会における〝看護〟という職の確立に躍起となり、その成功に酔いしれている陰で、肝腎の患者がなおざりにされていはしないか、という怖れであった。ナイチンゲールにとっては、この危惧は数年後にいわゆる「看護婦登録制度」という具体的なかたちで現実のものとなる。

本文中に「レディ」とあるのは、本文の内容から察して、かなり具体的に何人かの上流階級の女性たちを指しており、ナイチンゲールからみると、その女性たちはわがもの顔に看護に首を出して看護ブームの時流に乗ろうとしていて、しかも看護を理解できぬゆえに基礎からの訓練を受けようとはしない、そのようなレディたちのことであると察せられる。

ナイチンゲールの看護に対するこの情熱は、約百年後の私たちの胸を打つものがある。私は彼女の簡単なことば――「病院は患者のためにあり、看護婦のために存するものではない」――に今なお心ひかれているのである。

（小南　吉彦）

六、看護婦の訓練　一八八二年

看護婦の訓練——医学博士リチャード・クウェイン准男爵の編集による「内科学辞典」から転載した論文

1　訓練とは、何がなされねばならないかだけではなく、どのようになすべきかをも教えることである。内科医または外科医は何がなされねばならないかを指示〔order〕する。訓練では、その指示に従って実施する方法を看護婦に教えねばならない。またそればかりでなく、《なぜ》あのことでなくこのことがなされるのかをも教えねばならない。同様に、諸症状について、また諸症状が疾病《しっぺい》や病変の何を表わしているのか、またそのような症状の「因果《いんが》関係」〔reason why〕についても教えねばならない。

2　医師の指示は、そのほとんどすべてが条件つきのものである。看護婦がどんな立場に置かれていようと、その看護婦に何を行なうべきかを教えるだけでは不充分であるし、また彼女を一人前の看護婦に仕上げるのにも不充分である。自分自身の五感によってとらえたさまざまな印象について、行き届いた心を向ける訓練された力——これが看護婦であることの《必要条件》である。というのは、そのさまざまな印象は、その患者がどんな状態にあるかを《語り》かけているはずであるからである。看護婦の眼と耳とは訓練されていなければならない。嗅覚《きゅうかく》や触覚は二本の利《き》き手のように大切なものであるし、味覚は看護婦にとって頭のように欠くべからざる働きをすることがしばしばある。観察力は訓練によって常に進歩していく――訓練を欠いては観察力がほとんど働かないのは本当である。というのは、訓練された観察力なしでは、看護婦は何を探し見つけてよいかわからないからである。病人をただ見つめるだけでは観察とはいえない。眼で見ること〔to look〕は必ずしも見てとる〔to see〕ことではない。看護婦が事態を正しく見てとるためには、また医師の不在中に起こった事柄を間違いなく告げるためには、眼で見ることについての高度の訓練を必要とする。外傷《がいしょう》は種々の点でその経過が、見ればわかることが多いから、外科的な分野よりも内科的分野のほうがより高度の観察力を必要とすることがある。しかしいうまでもなく、最も鋭い観察力が求められるのは小児《しょうに》の場合である。というのは、小児は経過を自分で話すことができないし、こちらが質問しても正しく答えてくれるとは限らないからである。良心的な看護婦であるからといって、よく観察する看護婦であるとはいえない。病人の生と死とは、優れた観察者がそばにいるかいないかによって決まるといってよい。訓練された観察力をもたない看護婦の報告は、医師にとって役に立たない。よくあることだが、その場合、最も望ましいことは、医師が賢明《けんめい》であって、彼女の報告を気にかけないことである。訓練された観察力をもたない看護婦は、医師の指示すら理解して実施することができないのである。疾病の症状を観察することは非常に大切である。しかし、さらに大切なことは、できるかぎり看護上の症状を観察することである。つまり疾病のせいによる症状ではなく、看護が不充分〔fault〕であるがために生ずる症状を観察によって見てとることである。観察によって私たちは患者が《どのような》状態にあるかがわかる。思考によって《何を》しなければならないかがわかる。訓練によって《どのように》それを行なわねばならないかがはっきりする。いうまでもなく、訓練と経験とは、《どのように》《何を》観察すべきか、そして《どのように》《何を》思考すべきかを学ぶためになくてはならないものである。観察は私たちに事実を告げる。思考は事実の意味を知らせる。思考は観察力とともに訓練をも必要とする。そうでないと訓練を欠いた看護婦は、いわゆるにせ医者のように、疾病における《前後関係》と《因果関係》とを混同するはめに容易に陥《おちい》ってしまう——あの「三羽のからす」のしくじりのように。「もし、このような変化が起こったら、もし、このような症状が現われたら、あなたはこの処置をしてください。このやり方の治療法をあのやり方に変えてください」と医師から看護婦は伝えられる。いつも内科医や外科医がその場にいるわけではない。そこにいる看護婦は観察と思考とにおいて訓練された力をもっていなければならない。そうでなければ、その指示を遂行《すいこう》できないわけである。彼女の失敗によって患者の生命が失われたり、長い後遺症《こういしょう》が出てきたりする。それについて人々は「医者が悪いのだ」といったり、「神が悪いのだ」と、まるで神の思《おぼ》し召《め》しであるかのように話したりする。私たちが生か死かの問題をその手に託《たく》さなければならない私たちの看護婦に対して、このような重大な出来事を責任をもって果たす訓練もしないでおくことは、断じて神の思《おぼ》し召《め》しでは《ない》。

3

指示に従うことこそ、指示を理解することであるし、指示をはっきり理解することは、とりもなおさず指示に従うことになる。いわれたことを彼女に理解できるようにする「訓練」が身についていないならば、いわれたことをどのように行なってよいか看護婦には知るすべがない。それは彼女に全身心を従うようにする訓練——人間的なそして規律的な「訓練」——が身についていない場合も同様である。善良で聡明な女性であることなしには、善良で聡明な看護婦であるとはいえない。このようなわけで、ここでは、広い意味で「訓練」が意味しているもの、《よい訓練のための学校》の必要条件、人間的かつ規律的「訓練」が意味しているもの、そして、どのようにすればそれが達成されるかということなど、これらのことが明確に理解されるようにしたい。

4 訓練のための学校（または、どんな種類の看護婦施設であってもよい）のために本質的な事柄を手短《てみじか》に述べるとつぎの二つである。

（a）看護婦は《訓練という目的のために組織準備された》病院で技術的に訓練されるべきである。

（b）看護婦は人間的かつ規律的生活をするに適した「ホーム」で暮らすべきである。

5 つぎに加えるべきことは以下のようである。

一、看護婦にとってよい訓練のための学校の要件

6 （1）少なくとも一年間の実地の技術的な訓練を、病院の病棟のなかで、訓練することの訓練を受けた婦長（ロンドンの病院ではいわゆる「シスター」）のもとで受ける。またできるならば、二年目に、より進んだ理論的な講義とともに、病棟看護婦として（昼間と夜間）の訓練が望ましい。

7 地域看護婦については、さらに三ヵ月間の貧しい人々の病床看護の訓練を、訓練をへて訓練を受け持

っている地域看護監督のもとで受けることを欠かすことはできない。

8 看護見習生の訓練は、婦長（「シスター」）にとって、部下の看護婦を指導したり患者の世話をしたりする仕事と同様に、大切な責任ある仕事であるべきである。

9 その訓練に関していえば、まず週ごとの記録が必要である。これは「職務のリスト」に対応する項目が印刷されており、見習生（学生）が示す病棟看護の仕事においての進歩の程度や、またそれに必要な人間的素養《そよう》においての進境《しんきょう》を婦長が記録するためのものである。つぎに月ごとの記録がある。これは週ごとの記録の総括《そうかつ》をマトロンが記《しる》すためのものである。第三に季節ごとの報告書があるが、これはそれぞれの婦長が各見習生に対してどのように義務を果たしているかについて総婦長が書き入れるものである。

10 それらの記録はすべて管理機関によって定期的に吟味《ぎんみ》される。

11 （2） 病院の教授たちによる臨床講義がある。看護婦の特別な職務に関連した主題についての講義もある。たとえば空気・水・食物などに関連する化学の講義。身体の主なる機能の知識に関する生理学の講義。内科や外科での種々の問題について総括的な講義などである。一年に少なくとも四回の筆答《ひっとう》または口頭による試験がすべて看護婦に適したかたちで行なわれる。解剖学や化学や他の図表を用いる講義やデモンストレーションが行なわれるが、これらはすべてマトロン（看護監督）と見習生の教師（看護教師とホーム・シスター）との出席と配慮のもとに行なわれ、特に看護婦に適したかたちになっている。また、看護婦たちを指導するために特に選ばれた病院の教授か病院医師のひとりかが医学教師としてこの教育に携《たずさ》わっている。

12 専門的書籍を所蔵した看護婦のための図書館がある。これは見習生が目的もなくあちこち読んだりするためのものではなく、医学教師と看護教師の指導のもとに注意深く利用されるためのものである。

13 （3）能力ある教師が見習生の頭のなかに専門的に教えるということをしっかりと植えつけるためのクラスがある。見習生の教師たちは、とりわけ「ホーム」シスターは、「ホーム」を文字どおり憩《いこ》いの家とすることができ、そこに生活している見習生を訓練し規律を守るようにして、道徳的にも風俗習慣上からも――それを欠いていてはどのような女性も看護婦にはなれないという規律や道徳からも――優れた人物に仕上げ、また自分の隣人に対してと同様に、神に対しても義務感と豊かな感情とを育《はぐく》むよう導かなくてはならない。

14 （4）そこにいるすべての女性に対して権威と規律とをもっている人が訓練された看護監督である。彼女は病院のマトロンであり、また病院中で最も優れた看護婦でもある。彼女は自分の部下の看護婦たちに対して、こうなってほしい、訓練によってこのような看護婦になってほしいという、まさにその模範であり指導者である。

15 （5）全体の機構はこの訓練を系統だてて行なったり、折々のテストや試験を施《ほどこ》したりするばかりでなく、見習生に病棟で適当な援助を与えることによって、彼女たちが看護助手であると同時に生徒としても学習ができるように、とりわけその学習を看護見習いであるとともに真の道徳的な活動ともなるように、時間的余裕を与えている。――というのは、看護は見習生の訓練であると同時に〔看護の目ざす理念の〕実践そのもの〔mission〕でもあるのだから。

16 （6）睡眠や授業や食事も配慮されて行なわれる。勤務と教育と学習も按配《あんばい》される。環境は道徳的で宗教的かつ勤勉で節度あるうえに朗《ほが》らかな調子や雰囲気に満ちている。だから、どの階級の若い善良な女性が入ってきても心身の健康を損《そこな》うような心配のまったくない、ひとつの「ホーム」として訓練の学校と病院とが運営されている。道徳的で精神的に高める援助があり、いつくしみに満ちた母親のような気づかいがすべてに及んでいるので、全体が優れた女性たちを訓練し、誘惑《ゆうわく》をしりぞけさせ、現実に与えられた仕事に取り組むことができる状態になっている。そしてそれは「ロマンチック」なところでもなく、「卑《いや》しい」ところでもない。〔以上のような配慮がなされている〕その理由は、できるだけよい病院にしようとすれば、病院看護婦は、家庭にいる女性や家事に携《たずさ》わる女性よりもずっと多くのこのような援助を必要とするにもかかわらず、より少ない援助しか得られない状態であるからである。

17 どの病院も病院自身とその付属施設のために看護婦訓練のためのこのような学校をもつべきであり、また病院そのものが、そのような学校で《ある》べきである。地域看護婦や個人看護婦も病院でそのように訓練されねばならない。だから彼女らは特に自分たち自身のための訓練学校をもっていないこととなる。教授たちや医療スタッフたちは、いつも病院の病床のそばにいるわけではないし、看護婦に何を行なうべきかをいつでも教えられるわけでもない。だから教授たちに生徒としての看護婦に臨床講義や他の講義を行なってもらうとよい。とりわけこれが必要なのは婦長やマトロンや看護監督に将来なるであろう人たちに対してである。どんな訓練のための学校であっても、それが成功するか否《いな》かの鍵は、看護婦が他の人々をつぎの二点について訓練できるように自分自身を訓練しえたかどうかにある。すなわち、（a）病棟看護において、（b）事例ひとつひとつにおいて——内科医や外科医が指示したことが理解でき、かつそれを遂行できることである。

二、すべての見習生のための課程

18 （1）看護助手としてまた見習生として、つぎの病院各分科のひとつか、それ以上の病棟で継続的に仕事をすること。男子そして女子の外科、男子そして女子の内科、小児科、産科、眼科、性病科の各科で一、二ヵ月ないし三ヵ月。できれば医学教師の受け持つ病棟が最後になるのが望ましい。

19 この過程の順序としてはできれば女子の内科病棟から始まるべきである。同一の病棟に二人のまったく新しい見習生が配されないようにする。看護見習生と婦長見習生とが組み合わされるとよい。

20 （2）婦長の晩餐《ばんさん》時や看護婦たちの休憩の時間などに、病棟に責任をもって働くことは病棟管理を学ぶこととなる。訓練も充分に進んできたとき、正規看護婦の休日に、彼女に代わって昼間または夜間の正規の看護業務を果たすこと。一年間の訓練中に少なくとも一ヵ月の――一回に二週間の――夜間勤務を経験すること。

21 （3）訓練が充分身についてきたら、昼間または夜間に特殊な事例――たとえば卵巣摘出術や結石摘《けっせきてき》除術《じょじゅつ》や気管切開術を受けた患者やチフスの患者など、そして個室病棟――の看護を受け持つこと。

22 （4）あらゆる種類の包帯術を学ぶこと。

23 （5）婦長から「カルテ」〔cards〕またはベッド票の読み方を学ぶこと――特に内科病棟で。

24 （6）病棟勤務の日誌をつけること。

25 この日誌のほかに、各見習生はひと月に少なくとももう一度彼女の一日の勤務についてのあらましを書かねばならない。単に病棟助手としてや看護助手としてばかりでなく、訓練中の見習生として、すなわち、その日、彼女が何を病棟シスターや病棟看護婦から学んだか、とか、病棟における特殊な症候から何を観察していたかなどを記《しる》すのである。

26 その記録を書くのはこの日ですよという通告は、その日の仕事が終わってからなされる。

27 (7) 諸事例について注意深い記録がとられる。医学教師が選んだ事例について、見習生各自が規則的に事例報告〔case-paper〕を書く。

28 事例報告は種々の題目をもっている——「体温」「脈拍」「呼吸」(朝と夕に計られる)、「睡眠」「栄養」「尿」「便」(二四時間ごとに記される)などが量と性状ともに観察され記録される(特別な場合には「体温」は毎時間に、または一五分おきに計ることを内科医が要求することもある)。また毎日英語で記され「カルテ」には転記されない「治療」という項目がある。ほかにもそのような項目がいくつかある。それらとは別に、ひとつの項目があって、その疾病の原因、すなわち、その事例の現実の病歴に始まり——たとえば汚ない空気や汚水によってチフスや他の汚物による疾病が起こったなど——転帰《てんき》に至るまでが書かれる。これらの事例報告は病棟主任や学習主任や医学教師によって充分点検される。医学教師は自分の受け持ちの病床で見習生の病状のとり方を照合すべきである。

29 (8) すべての講義のノートを注意深くとること。これもまた学習主任や医学教師から指導される。

30 (9) 病棟で看護した諸事例についての図解を読みまた見ること(将来を期待される見習生ならば、書物のなかに自分の受け持った事例を見つけて鋭い専門的な興味を覚え、励まされるであろう)。

31 （10） 内科医や外科医が回診中に学生たちに述べた所見のうち、見習生にとって適合するものをその後記憶がまだ新しいうちに書きとめ、「ホーム」シスターの指導により、詳しく書くこと。

32 （11） 病棟シスターや医学教師から、看護のなかで何をなすべきかとそれをどう実施するかとについて、学んできたことを詳しく書くこと。

33 また行なわれたことが《なぜ》なされたか、《なぜ》他のことではなかったのか、についても。さらに症状やその症状の「因果《いんが》関係」についても詳しく書くこと。

34 （a） 以上のような事柄のために必要な時間が与えられないと、一般に看護見習生はうぬぼれた、病棟の働く機械に堕《だ》してしまうであろう。また、（b） この事柄のための制度が準備されていないと、彼女らは患者に対してだらだらと、しかも小間切《こまぎ》れに研修年限を過ごしてしまい、実際の看護――それは内科医や外科医の指示を充分理解し完全にそれを行なうということ――においては、たいした進歩もしないことになってしまうだろう。

三、訓練することを訓練する

35 看護婦に他の看護婦を訓練できるようにするには特別な訓練が必要である。これには病院において一年または二年以上の期間さえも必要である。《訓練できるよう訓練する》ことについては、以下のような組織が要求される。

36 （1） 訓練のための学校の図書室の本を選んだ医学教師によって計画された、系統的な読書の課程。たとえば、週に二回、午後をそのための時間とする。そのうち少なくとも一回は学習主任（「ホーム」シスター）が指導に当たる。

37 （2） 定期的に医学教師が口頭試問を行なうこと。訓練中の看護婦は誰でも、他の人々を訓練するための表現能力を身につけねばならない。医学教師は質問に答えさせることによって、その能力を養わねばならない。また見習生同士のあいだでの試験を工夫して行なう。

38 （3） 一年に少なくとも四回、医学教師の出題による筆記試験を受ける。看護における与えられた主題について小論文を書くこと。

39 （4） 諸講義について周到《しゅうとう》な注意が払われたノートをつくる。これは専門的講義を理解させるときに、自分自身が練習させられたように、他の人々をも将来、練習させることができるためのものである。

40 （5） 諸事例について周到な注意が払われたノートをつくる。これは将来、訓練する立場に立つときの試金石《しきんせき》のようなものである。もし彼女が、自分が受け持った症状について観察し理解できないならば、どのようにして他の人々に観察し理解することを教えることができるだろうか？　もし彼女が行なわれたことの理由を学べないのならば、どのようにしてそれを学ばせることができるだろうか？　彼女の受け持った事例について充分「研究」すること。

41 （6） 彼女が見習生として配属されている病棟で、その婦長たちや医学教師や内科医または外科医から、つぎのことを、その都度《つど》いつも注意深く学ぶこと——何の症状が出てきているか、かくかくの成り行きではどのような症状が出てくると予想されるか、とともに、その症状の《意味》——因果関係——をも学ぶこと。外傷や外科的損傷や手術が「よくなるように見える」そして「悪くなるように見える」ときがわかるだけでなく、《なぜ》そのように見えるのかがわかり、その《なぜ》〔理由〕を他の人々に話せること。何が行なわれるべきか、そして、それをどのように行なうべきかがわかるばかりでなく、《なぜ》《それ》を行なうべきで、それ以外のことではいけないのかがわかること。

42 （7）初期のころは別として、一年に少なくとも二回は、夜勤監督とともに一週間かそれ以上の夜勤巡回を行なうこと。このことは夜勤監督にとっても見習生にとっても等しく有益なこととなる。将来病棟「シスター」やマトロンになるような見習生は、少なくとも三ヵ月間、夜勤のスタッフナースとして、経験のある夜勤看護婦の指導を受けていなければならない。それによって病院・病棟の夜勤看護婦のもろもろの責任がどのようなものであるかを学ぶのである。

43 （8）初期のころは別として、少なくとも一週間ほどリネンルームで過ごすこと。

44 （9）訓練のための学校を受け持たねばならない将来の監督者は、一年に少なくとも二週間、彼女の訓練期間中に約六から九ヵ月間、できれば「ホーム」で、学級を教えるかその助手を勤め、「ホーム」主任の秘書的な仕事のほかは何でも行なって学ぶべきである。

45 （10）病棟シスターが休日のとき、その職務を一時的に果たすこと。最もよいことは「ホーム」シスターが休みのとき、その仕事をしてみること。もちろんこのことは見習生の初めのころには、どのように才能のある人にでも任せられない仕事である。

46 （11）もっと簡単な病棟の仕事——たとえば洗面所の金《かな》だらいや容器を洗うことなど——に関して

は、いわれなくても彼女ひとりで完全にできるようになり、他の人にもそれを行なうよう教えることができるようになったら、彼女にやらせなくてよい。病棟の仕事全体にわたっていえることだが、見習生として六ヵ月の経験を積む前には、普通このようなことはできない。

47 (12) より高い地位の仕事に対して二年目または三年目の訓練がある。病棟シスターとしての経験があり、なおかつ監督補佐と夜勤監督として訓練ずみの看護監督のもとで少なくとも一年間の経験がないかぎり、総婦長または看護監督になる資格はない。

48 (13) マトロンはマトロン候補者や監督の候補者に自分の仕事に必要な見識を学ばせねばならない。マトロンの仕事についての試験や種々の試問が行なわれなければならない。

四、定期的試験、学習の進み具合や試験の定期的記録

49 (a) 〔看護婦〕志願者は応募用紙に印刷された質問事項に答える。訓練の規則は裏に印刷されている。

50 (b) 一ヵ月の試験期間に入る。日程表と諸種の職務のリストを受けとる。

51 もしその志願者が一ヵ月の後、見習生として受け入れられると、つぎのことがある。

52 (c) 見習生ひとりひとりの記録が各病棟婦長またはシスターに手渡される。その記録には学ぶべき諸種の職務のリストについて項目が印刷されている。病棟婦長またはシスターは週に一度、適当な評点

を項目に記す。マトロンは、その病棟シスターの報告書を彼女とそのときの「ホーム」シスターとで点検し、ひとりひとりの見習生について各主任に聞きただしてから、主任の報告書にマトロンとしての意見を記録する。定められた時期に、医学教師はひとりひとりの見習生について別々に、病棟シスターがその見習生に欠けていると「記録」した職務について、病棟シスターとマトロンの立ち合いのもとに、試験をする。またマトロンだけの立ち合いのもとに見習生ひとりひとりの記録について各病棟シスターに試問《しもん》を行なう。

53 「ホーム」シスターも学級とホームでの見習生の行動の記録をもっている。

54 (d) ひとりの見習生につき二ページの記録簿に、「ホーム」シスターの協力によりマトロンは月ごとの経過をつける。それは病棟シスターの記録にも対応照合され、訓練の全期間中月ごとに記入されていく。これら記録間の評点は年度末には一致しているはずである。もしそうでなければ、誰かが所信を曲げない勇気を失っていたこととなる。

55 最初の一年の課程を終えた見習生の経歴や人格などの私的な事柄に関する記録が追加されて、上述の記録簿は彼女がその病院を去るまで経過が記されていき、当局と彼女とのあいだの連絡が保たれているかぎり保存される。このことは彼女を勇気づけることとなろう。

56 (e) 見習生ひとりひとりの学習の進捗《しんちょく》について、病棟シスターが週ごとに、マトロンが月ごとに、記録をつけていく一方、見習生自身は病棟の仕事の日誌をつけ、受け持った事例とその治療について日々の変化もあわせ記していく「事例報告」を書き、講義のノートをとるということが要求されている。そしてこれらを注意深く調べれば、訓練の結果とひとりひとりの見習生の素質を記録するうえで重要な事項がわかってくる。医学教師は月ごとの記録に専門的な観点から意見を書き入れる。

57 （f） 医学教師または見習生に講義をする病院教授は、マトロンや「ホーム」シスターのいる前で口頭試問を彼女らに行なう。彼女らの講義のノートを調べ評点をつける。その評点はひとりひとりの見習生に知らされる。

58 （g） 見習生のうちで少なくともつぎの人たち、すなわち他の人を訓練することを訓練されている見習生は、一年に四回の医学教師による筆記試験を受ける。評点がつけられ、ひとりひとりに知らされる。優秀な成績に対しては賞が与えられてもよいだろう。

59 以上、〔看護の〕訓練の成果があったかなかったか、また進んだか進まなかったか、について今行なわれている試験のいくつかを述べた。このような規則正しい系統的なやり方がないと、訓練学校を実際に組織していくことはできない。訓練のための学校の長は、ひとりひとりの見習生が実際に何を行なっているのかを吟味《ぎんみ》し知りぬいていることが《必須》であるし、また見習生ひとりひとりに対して彼女がどこまで進んでいるかを知らせなければならない。見習生に《よく学ばせたい》という願いをもっているのがマトロンでなければならない――このことは普通考えられているよりも大切なことである。しかしこればかりでなく、母親のような、これといってかたちのない導きと観察とが絶《た》えずなされているべきである――というのは、どんな筆記試験でもどんな試験でもつかむことのできない性質の事柄があるからである。見習生たちは本当にマトロンの子供でなければならない。「ホーム」シスターは本当に彼女たちの姉でなければならない。

60 そういう母親をもたない訓練学校は、両親のそろっていない子供よりも質《たち》が悪い。さらに、こういう訓練上の事柄では女性でなければ女性を理解できないということを付け加えておきたい。

五、訓練のための学校の職員

61 (1) 訓練のための学校の《監督》は病院のマトロンであり、病院にいるすべての婦人の長でもある。彼女はできるときは必ず見習生の講義とデモンストレーションと口頭試問に立ち合っている。彼女は見習生の選抜《せんばつ》と退学についても、部下の人々（ホーム・シスターや病棟シスター）が訓練に際してとった当然の行動についても、責任を担っている。彼女は病院とホームの女性の長たちと非公式の会合をたびたび開いて、見習生や看護婦たちに関する意見や知識を交換する。

62 (2) 訓練された《「ホーム」シスター》（学級の教師でもあり、見習生たちの女教師でもある）は「ホーム」に居《きょ》をかまえている。「ホーム」とその従業員、そして、見習生たちの面倒をみるのは彼女である。彼女は上級の見習生に、週に少なくとも二回と、下級生に二回の授業をもっており、医学教師の行なった講義の演習を行なう、等々。他の人々を訓練することの訓練を受けている見習生——つまり、ゆくゆくは看護婦の指導をする病棟シスターやマトロンや監督になる人たち——に対して週に少なくとも二回の午後の学習の監督をする。また、このうち一回は直接の指導を行なう。彼女は讃美歌や聖書の学習も指導する。彼女は臨床講義や他の講義とデモンストレーションと試験とのすべてに出席する。彼女は月ごとにマトロンに報告し、マトロンを通じて折々に病棟シスターと見習生たちの仕事ぶりや性格についての長所と欠点とについて、またそれに関してどのような手を打つべきかについて意見をとりかわす。

63 とりわけ大切なことは、「ホーム」シスターは見習生ひとりひとりについてその人のために気を配り、心をつくしてその人を神に導くなどしつつ、見習生たちの母親的存在でなければならないということである。彼女はどうすればホームが本当のホーム〔家庭〕になるかを知っていなければならない――欠けているものをたえず補い、たえず《思いやり》をもちつつふるまわなくてはならない。そしてこの思いやりは、〔単に概念としてではなく〕実例としても教訓としても教えられなければならない。ホームは身体の健康や技術的かつ理論的な学習のためばかりでなく、道徳的かつ精神的生活のためにもホームとなっていなければならない。

64 (3)《病棟シスター》〔婦長、訓練看護婦〕。看護婦のあらゆる職務について見習生を訓練するのが病棟シスターである。「病人の看護」の項を参照のこと。

65 病棟シスターは〔ホーム・シスターも同様であるが〕見習生についてシスターの記録簿に書き込んだ好ましくない報告を見習生に知らせる勇気を失ってはならない。それを知らせないことは見習生に対して公明正大さを失った仕打ちとなるからである。

66 病棟シスター、または彼女に指示されたスタッフの看護婦は、新入生の見習生ひとりひとりに仕事をどう行なうかを教える――どのようなことが行なわれるべきかばかりでなく、行なってはならないことをどのように避けるかとともに、行なうべきことをするにしても、行なわれてはならない仕方をどのように避けて遂行したらよいかをも教える。病棟シスターは見習生をどう教えるかについて看護婦に教えるべきである。「病棟シスター」は病棟での「重い」仕事をもっているので、いつも見習生にすべての必要なことを示し教える時間的な余裕がない。だから折にふれて見習生の諸々の職務は教えられたか、それをどのように行なったかなどについて見習生に質問する必要がある——そのときシスターは、これらのことを言葉で表現して答えることは見習生にとって、ためになると心得て行なわなくてはならない。また、そのような学習の確認のために、シスターは折に触れて見習生をひとりひとり伴って自分の病棟に巡回に行き、見習生が受け持ちの症例ひとつひとつに何を行なったかを——それを正しく行なうことを学んでいるか、そしてなぜそう行なうかを知っているかを——試験する。

67 また病棟シスターは見習生を訓練して自分自身の信ずべき医学的根拠を理解しつつ、それにてきぱきと従うとは何であるべきかを見習生に教える。病棟シスターは見習生を病院の召使いと見てはならない。病院のシスターや看護婦になるために訓練されている生徒として遇《ぐう》すべきである。訓練にあたっている看護婦は、生徒としての看護婦にとって橋渡しの役目をすべきである。「将来ひとのかしらとなる人を橋渡しとなすべきである」。病棟シスターは見習生を単に生徒だと過小に見てはならないし、補佐の看護婦だと過大に見てもならない。そうでないと、見習生が自分自身を単なる生徒だと考えてしまうと、かえって補佐の看護婦としての成長が抑えられてしまうし、また将来にわたって実際の看護婦としての成長も小さくなってしまうであろう。訓練にあたっている看護婦は、生徒としての看護婦が自分の受け持っている事例に興味を抱くようにしむけなければならない。生徒はその病人の苦しみを感じとらなくてはならないのであり、もし《それらの事例がどのようなものであるか》がわかっていないならば、生徒はその事例に看護婦としての興味をもつことができない。彼女が関心を抱いた事例に対しては、彼女の看護は、二倍の働きをする。

68 全体の状況に対して鍵《かぎ》として働くのは、病棟シスターである。というのは、訓練されたマトロンは彼女をとおしてはじめて、病院中の看護婦や見習生や病棟のメイドそして患者に影響を与えることができるからである。

69 見習生が夜勤に配《はい》されたとき、夜勤監督が彼女たちの訓練に責任をもつ。夜勤は一年の訓練課程が終わってからのほうが望ましい。

70 （4） 医学教師。定められた職務を受け持っている病院スタッフの一員である医学教師は、つぎの種々の講義をする。看護の職務と特につながりをもつ内科や外科の項目について一連の講義。看護婦にふさわしいようにした解剖学や他の科目の図によるデモンストレーション。生理学・解剖学・主な動脈の位置などの基本的な知識についての授業。包帯についての授業。病棟と患者との両方における衛生についての授業。食事に関する授業。疾病の原因についての授業。救急時に何がなされるべきかについて。種々の手術や疾病のためのベッド・メーキングについて、などなど。彼はまた他の人を訓練することの訓練を受けている見習生に対して系統的な読書計画を立てる。一年に少なくとも四回筆記試験をする。小論文の題目を与える。それを調べて、評点を付す。彼は見習生全員に口頭試問を行ない、講義のノートを点検し、彼女たちの「事例報告」を調べる。彼は自分の受け持ち「ベッド」で臨床講義をする（見習生は医学教師の病棟で病棟実習を終えるようにするのが望ましい）。そして彼の事例について書かれた「事例報告」を点検する。症状を教え、症状が何を示しているか、そして《なぜ》かくかくの治療が行なわれるかを教える。また事例について快方に向かっていることが何の徴候によってわかるのか、何の徴候によって悪化しているとわかるのかを教える。また見習生たちがお互いに教え合えるように彼女たちを指導する。あらゆる観点から彼は看護婦が看護している事例に専門職業的な興味をもつように励ます。彼は内科や外科の書物のなかにそれらの事例が記されていることを示すであろう。決められた時どきに見習生ひとりひとりに対して別々に彼女が不得意であった職務について確かめる目的で試験をする。また病棟シスターひとりひとりに対して別々に見習生を指導した経験の記録に関して質問を行なう。見習生の訓練の一年の終わりごとに彼女の能力と訓練による専門的な分野での成果を彼は記録簿に記入する。医学教師は分別ある年齢の経験の豊かな医師であり、生徒としての看護婦に対しては本当の父のようであり、またマトロンが安心して相談のできるような人物であるべきである。もし病院に《長く》専従している医局員のうちでこの目的にふさわしい人がいたならば、彼こそ医学教師となるべきなのである。

71 (5)《団結心》は奨励されてよい。「もし私がこのことをすれば、私の学校(または病院)に泥をぬるようなものだ。もし私があのことをすれば、私の学校にとって名誉となるであろう」というふうに考えることは大切である。看護婦は自分の母校に誇りをもつべきである。自分の学校やそこの医師たちが世界で一番だと思うことはよい。他の病院とは互いに励まし合って向上していくとよいのであって、すべての訓練学校と病院の看護婦たちを一緒くたにして、区別もなくひとまとめに考えることはすすめられない。

72 しかしながら、この訓練のための学校に規律がほとんどないかあるいはまったくないという場合には、団結心はむしろ害となり、まったく益とはならないのである。

訓練についての一般的考察

73 一年間の訓練は看護婦に看護のＡＢＣを教えるにすぎない――つまり自分ひとりで学ぶことと、医師の指示を理解することを学ぶこと、そして自分自身の経験から読みとることを学ぶことなど、それらをどのように続けていくかを教えるにすぎない。というのは、単なる経験だけでは例の「乙《おつ》が甲《こう》の後に起こったから、甲が乙の原因である」と考える論理的誤りに陥ってしまうからである。訓練を受けていない看護婦は、目に一丁字《いっていじ》なく自分の犯した誤りの経験からしか学ぶことをしない人と同様である。内科医や外科医の指示を生きている身体に対して行なうときに誤りを犯すことは危険このうえもないことであり、ひょっとすると患者を殺すことにもなりかねない。訓練を受けることによってはじめて、看護婦は自分が見ているもの――事実――を真に見、言いつけられたことを行なうことができるようになる――それも単に経験の法則によってだけではなく、彼女の考えのなかで彼女を導いていく思考や観察の法則に従って行動することができるようになる。もしそうでなければ、彼女は生よりもむしろ死から得た経験によって自分の誤りを見つけていくか、あるいはまったく見つけないという不幸なことになるであろう。

74 近年、道具を改善したり、観察用の計器を改良したりすることなどによって、内科学・外科学・病理学・特に衛生学が大幅な進歩を示した。看護はそれらの学問の実行の担い手であるから、学問の進歩に遅れないように訓練されていかねばならない。二〇年前のよい看護婦は、現在、内科医や外科医から要求される仕事の二〇分の一の仕事をしていればよかった。彼女はかつての訓練はすんでいるが、今なお一年間いや二年間さえも指示に従って病院における訓練を受ける必要がある。それどころか今日では、病院を離れてから五年ないし一〇年ごとに看護婦には二度目の訓練が必要となってきている。看護は内科よりもっと多くの器具、外科とほとんど同じくらいたくさんの器具を必要としている。医師は生きる力を患者に供給するようにと処方する——そして看護婦がそれを供給するのである。いかにして神が健康をつくりたまうか、いかにして神が病気をつくりたまうか、を看護婦は訓練によって学びとる。看護婦は訓練によって自分の本務を知る——その本務とは、生と死、健康と病気という途方もない大きな出来事のただ中で、正確に観察すること・理解すること・正確に知ること・実行すること・正確に報告することと、である。訓練によって看護婦は自分に与えられた指示を実行する際、最善のことをなすことができるようになる——つまり一個の機械としてではなく、ひとりの看護婦として、すなわち、〔命令によって〕水を運び続けるというあのコルネリウス・アグリッパの魔法のほうきのようにではなく、理解力をもち責任をもっている人間として最善のことができるようになるのである。訓練を受けることによって、看護婦は医学的指示や諸権威に対して奴隷《どれい》のように盲従《もうじゅう》するのではなく、それに忠実であるようになる。指示に忠実であることの真の意味は、自分自身の考えをもつこと、言い換《か》えれば強い責任感をもつことを抜きにしては考えられない。まさに、これが真の信頼を生むのである。訓練はその前後において看護婦にある違いを生ぜしめるのだが、それは前もって用意された標本を単に見る研究者と自分の〔考えで〕標本をつくり見る研究者との違いなのである。訓練によって看護婦は、内科医または外科医の知力と知識とに厳密に従いながら、私たちが動かしうる生の諸力——健康といのちとを回復する生の力——にどのように働きかけたらよいか、すなわち、彼女に託されている健康へのメカニズムをどのように円滑に働くよう保つか、を学ぶのである。訓練によって看護婦は、看護がいのちのために大きく働いている——たとえば注意深い世話または不注意な世話、発病率、疾病期間、死亡率などについて計算してみると、充分な正確さで大きいといえる——ということを学ぶ。

75 さて《規律》〔discipline〕こそ訓練の本質である。規律といえば人々は演習や気をつけの姿勢で立つこと——ある人は自分をむち打つこと、ある人は子供をむち打つこと——を連想するかもしれない。しかし、つぎの言葉に耳を傾けてほしい。おそらくほかの誰よりも訓練において豊富な経験をもっているある貴婦人の言葉である。「それ〔規律〕は教育であり、指示であり、訓練なのです。それは実際私たちの道徳的・身体的そして精神的な能力を——この世の生のためだけではなく、未来の、より高い生のためにこの世の生を訓練の場と見ながら——行きつくところまで展開させていくものなのです。しかも規律は秩序と方法とをうちにもっていますし、また自然の法則（「神の法則」）を知れば知るほど、私たちは秩序や方法やあらゆるもののためふさわしい場所やその働きがよくわかってくるばかりでなく、それらのあり方が材料の点でも力の点でも場所の点でもまったく無駄がないことを発見します。私たちはまた急ぐ必要のないことに気づきますし、私たちの境遇と私たち自身のあり方に根気よくしんぼうすることを学びます。そうして学んでいくうちに規律はもっと深く私たちのものになってきますし、私たちが今おかれているところでも私たちはもっと満足して働くようになります。また与えられた仕事をする場合、その結果を見ることに気を配るよりも、その仕事を成し遂《と》げることのほうに強く気を配るようになります。そのようなわけですから、神さまが私たちの「祝福された骨折り仕事」をつづけていくのに必要な強い忍耐と不抜《ふばつ》の信念とを——これこそ神さまが多くの人間にとって最もよいものとご覧になる規律なのですが——私たちに与えてくださると確信しているのです。」

フロレンス・ナイチンゲール
（訳＝田村　真、薄井坦子、小玉香津子）

「看護婦の訓練」　解題は、「看護婦の訓練と病人の看護」の解題として書かれています（三二一〜三八頁参照）。

七、町や村での健康教育　一八九四年

1　リーズで開催される「働く女性の会議」のために、農村衛生および農村保健指導員(1)についての論文をぜひ書くようにとの私へのご要請である。実のところ、ほかにもさし迫った問題があってたいへんとりこんでいたのであるが、それでもなお私がこれを書くことに意を注ぐのは、この問題には多くの婦人《レディ》が強い関心をよせていると思われるし、しかもその関心は、西洋のみならず東洋にまでも行きわたっていると思われるからである。広大なインドの二つの州では、指導を受けた現地人の講師の手で何かできることがないだろうかと、かねてから問題となっている。この講師たちは《村のなかをくまなくまわって歩き》、ごみをどこへ捨てるか、またどのようにして給水を清浄に保つかなどについて《現場で人々に

（1）農村保健指導員〔rural health missioner〕。ナイチンゲールは、地域看護婦（保健婦）の活動を援助するための保健指導員の制度を提唱し、一八九二年にそれは正式に発足した。これは村々の主婦たちに実地に健康な生活の仕方について教育する制度であり、健康伝道者あるいは保健使節とでも訳すべきかもしれない。解題の項も参照のこと。

教える》こともするのである。このうちひとつの州では、指導を受けた現地人の《女性》が村に住む貧しい現地人の《女性》を《彼女たちの家庭に》訪ねて健康習慣を教えるという構想で、この講師制度が採り入れられることになった。そして、《家庭》の女性の存在を無視して《家庭》の健康のためにいったい何ができようか、という真実の言葉が語られてきている。

2　英国に遅れをとらせてはならない。特に、教えを受ける女性たちひとりひとりとの親密な関係なくしては何も《できない》と確信することにおいて、遅れをとらせてはならない。インドで教える女性がインドで教えを受ける女性たちの言葉、宗教、迷信、習慣などに通じていなければならないことは自明《じめい》の理《り》である。それとまったく同じことが英国の場合にもいえるのも、当然自明の理である。われわれは教えを受ける者たちに話し《かける》のではなく、しゃべり《まくる》のでもなく、《ともに》話し合わなければならない。

3　つい先ごろわれわれが失ってしまったある偉大な人物は、若い人たちが世のなかに出て行くときはいつも、彼らが「博愛の仕事」に携《たずさ》わると否《いな》とにかかわらず、貧しい人と個人的な知り合いになるよう助言していた。彼は「博愛」などというものは、つまり、実際にはその言葉が意味する人間愛などではさらさらない博愛などは、信じてはいなかった。しかし人を愛するには、まずその前にその人を知らなければならない。知り合い、友情を抱き、しかる後に愛する、という順序でのみ、人は愛に至るのである。そして貧しい人の考え方や習慣や生活などについてのきめ細かで正確な知識をもったうえで抱く共感から生じる愛は、単なる感情などではなく積極的で実りのある熱情である。

4　農村衛生に関していうならば、田舎家《いなかや》の母親たちを相手にする場合に、このことが顕著にあてはまる。このきわめて重要な事柄《ことがら》に関して、彼女たちを相手にして仕事をしようとするのであれば、彼女たちをひとつの階級としてではなく、ひとりひとりの独立した人間として理解しなければならない。

5 さてそこで、私は以下について論及《ろんきゅう》することを提案させていただきたい。

一、現在の農村公衆衛生の機構

二、農村衛生の現状

三、それに関して女性たちは何をなすべきか。

四、（数多く寄せられた疑問に答えて）家庭の健康をめぐる訓練教育および活動の企画についての草《そう》案《あん》

五、女性指導者と指導を受ける女性たちとのあいだの個人的な知り合い関係および友情とは何か。指導を受ける女性たちは、それぞれの生活環境が違うように、性格の点でもひとりひとりに幅の広い違いのあることを常に心に留めておくこと。

6 まず最初に、

7 一、**現在の公衆衛生の機構はどうなっているか**　手きびしい皮肉をこめてそう呼ばれているわが農村《衛生》地区でのそれは、どうなっているのであろうか。現事態における最大の奇跡は、健康かそれとも病気か、また生なのか死なのか。われわれのうちのある者にとっては、自分たちの無知と怠慢《たいまん》とが創り出している環境内でいやしくも生きていられるということ、これは毎日くり返されている最大の奇跡である。

8 これに対して、

9　まず**《貧民救済委員会》***〔Board of Guardians〕がある。この「衛生担当局」は、その全時間を投じてもなお論じつくすことはできないような問題に対して、手持ち時間のほんの切《き》れ端《はし》をふりむけている。

＊　地方行政法により、一八九四年、衛生担当局としての貧民救済委員会の権威と義務とはすべて、新たに組織された農村行政区の行政区評議会へと移管されており、この農村行政区が農村衛生行政区を兼ねている。

10　つぎに**保健医務官**がいる。この保健医務官は非常に広い区域を受け持って個人で開業しており、一般的には多忙である。たいへん重要な公的任務を果たしている割には、彼はごくわずかな金銭しか得ていない。この保健医務官は人々に職務を任じられ、それを守っていく。その人々とは、自分に依存している者たちの健康に注意をはらわずにいると、彼から大胆かつ率直な注意を受ける立場にある者をさす。彼の給料はそれまでに蓄《たくわ》えた知識という資本、および年々たまっていく経験という所得に見合ったものでなければならない。またその給料は、彼が医業とは別に、科学的研究として公衆衛生を勉強していくのに充分な余《よ》暇《か》を与えるものでなければならない。この意味で充分であるべき彼の給料が、往々にして公務上必要な旅行の費用にも足りないくらいで、時には年にわずか数ポンドなのである。

11　つぎに**衛生検査官**がいる。これは貧民救済委員会が公式に任命する。貧民救済委員会は彼らの好きなように誰を選出してもかまわない。その者がこの仕事に対して知識や決意をもっているという保証はまったくいらないが、彼が検査する地域内の数百家族の健康と、さらに生命までもが、その仕事が効果的になされるかどうかに依存している。もしかすると、この検査官は仕事に失敗した農場主や小売《こうり》商人であるかもしれず、あるいはかつてそうした立場にあった者であるかもしれない。検査官は医師の支配を離れた、完全に独立した存在となるはずである。医師は一般には検査官の任命に何ら関係せず、また解《かい》雇《こ》の権限ももたない。

12 われわれは皆、一八九〇年に労働階級住宅供給のための法律、それも百以上もの条項から成る法律が成立したことを知っている。これは専門家たちの知恵と経験とを統合整理した法律で、わが国の最有力者たちの権威にうらづけされている。われわれの「衛生」担当局や「衛生」行政区をその名に価《あたい》するものにせしめた印刷物として、これ以上完全な保健指導書はおそらくあるまい。われわれは定義を要求できるものすべての定義をもっている。力をもちたいと望む者は誰にでも与える「力」をもっている。われわれは英国の最優秀立案者にして創り出すことのできる、明解で厳密な言葉で表現された、担当官に課する任務条項を手にしている。「健康にとってあまりにも危険、あるいは有害な状態にあって、人間の住いとしては不適当である」と、保健医務官の目に映る住居のひとつひとつにつきつける絶大な脅威《きょうい》をわれわれは手にしている。実際のところ、二つのものを除いてあとはすべてがそろっている。その二つとは、残りの全部よりはるかに必要なもの、すなわち資力と改革を実行する意志とである。そして、よくよくわかりきっていることであるが、もしこの法律が直《ただ》ちに、かつ完全に施行《しこう》されるとすると、英国中のおよそ四分の三の農村地区で人口が減少し、数十万人もの家のない貧民がわれわれの手にあずけられる次第《しだい》になるはずで、つまり、わが農村地区には、人が住むに適さない家屋《かおく》がそれだけ存在するのである。

13 この法律が施行《しこう》可能であり、また当然施行されるべきところでさえも、法律は毎日のように、しかもやむことなくごまかされ続け、公衆衛生はたいへんな危険に瀕《ひん》するであろうことを、われわれは皆知っている。そういうところとは、たとえば《酪《らく》農場、牛小屋、牛乳屋関係規則》が施行されることになっているところ、および事実上登録制のないところ、名に価《あたい》するだけの監査が存在しないところ、である。

14 以上が現在のありのままの事実である。

15 そこで《どうあるべきか》を考えることにしよう。

16 われわれは独自の立場をもつ保健医務官を必要とする。すなわち州会によって任命され、州会によってのみ解任される者で、この仕事の専門家としての訓練を受けた医師である。衛生検査官としては、適当な資格証明を有し医師の賛意を得た者を必要とする。医師各人にはあらゆる手がかりや危険や疾病に関する情報を手に入れ、その情報を順次他の隣接地区へ知らせる義務をもってもらいたい。試験により適切な資格証明を得ている衛生検査官には医師の指示のもとで働いてもらいたい。そうすれば医師は検査官の任命に対して、および仕事上の協力者としての検査官に対して責任をもつであろう。衛生検査官は義務を怠《おこた》りさえしなければ解任《かいにん》されないが、持続的に義務を放棄《ほうき》すれば当然解任される。

17 われわれは、ひとつひとつの地区によく訓練された看護婦*と保健指導員とを必要とする。各村には清浄で潤沢《じゅんたく》な《給水†》がほしい。雨水を適切に貯《たくわ》えたい。《土砂散布式便所《どしゃさんぷしきべんじょ》†》は舗装《ほそう》や照明と同じく公《おおやけ》の手で整えられることが必要である。ごみためおよび屋外便所にたまるものを肥料に使っている家のまわりの《庭†》と農地。衛生法に従う義務のある《田舎家《いなかや》の持ち主††》は、地主にいって構造に関するかぎりその田舎家を健康の必須要素を備《そな》えたものに変えさせる。健康法則を教える《学校》では、不潔な排水溝《こう》などの危険性を示す図表を使って関心をひきおこし、問題を明らかにする。(しかし、われわれはこうした学校での教育の実際の結果に、あまりにも期待しすぎてはならない。インドでこれが試みられたときには、書物あるいは授業としてはともかく、失敗であった。学校の《主宰者《しゅさいしゃ》自ら》が健康主唱者であらねばならない。）水が汚されたときには、われわれはそのことを知りたい。そうすれば、その水を避《さ》けるであろう。しかし、人々に汚れた空気を避けさせるのはなかなか困難である。彼らは夜通し寝室で何ガロンもの汚れた空気を吸い、また日中もそのような目にあうことがしばしばである。

* この看護婦は、単に定期的なものにしろ、訓練看護婦である監督者の監督を受けねばならない。この看護婦が女王即位五〇年祭を記念して訓練を受けた看護婦（Queen's Jubilee Nurse）であればこの問題は解決される。がその助手はきわめて慎重な管理を要する。未訓練助手でありながら、あとになって訓練を受けたと言い出すような者は厄災のもとであるから、ある種の提携によって仕事ができないようにしてある。

† 一八九四年の地方行政法により、それによって構成された教会区に、給水、下水道、農場の賃貸しに関してある権力が与えられている。

†† 《土地》の用途に関してはDr. Pooreの「農村衛生」を参照してほしい。

18 さてつぎの問題に移ろう。

19 **二、農村衛生の現状**　これがまた哀れにしてうんざりするような、語るも恐ろしい話なのである。

20 事実をお目にかけよう――排水溝、給水、井戸、豚小屋、排泄物貯蔵所、ごみため等々について講義などをしても《一般的にしたのでは》無《む》駄《だ》である。事実は恐ろしいほど具体的である。ここで私に、ある一農村地区、いくつかの村とひとつの小さな商業町とからなる地区、の実状について、今年の地方行政委員会公式記録のままに述べさせていただきたい。そして私は、ここに集まった婦人《レディ》たちに、これらの実状が英国中の州にあてはまるのかどうかを尋《たず》ねたい。おそらく農村衛生にたずさわる婦人《レディ》講師たちもまた、彼女らの経験を提供してくれるであろう。

21 近年「人間の住まいには不適当である」として多数の貧しい田舎家が廃棄処分を通告されているが、「不適当」でもほかに住まいを提供できないところから、多くはまだ「住まわれている」。

22 地上の水および汚水を流す設備は全然ないか、あっても欠陥のあるものがほとんどである。汚水はよどみ、ふき屋根からのしたたりも加わって住居のまわりの地面にしみ込んでいく。（寝室の尿が時に窓から捨てられることもわかっている。）内流しが《あっても》排水管には防臭弁がなく、また遮断《しゃだん》されてもいない場合が間々《まま》ある。

23 こうしたことすべてを報告しているのが、政府の役人なのである。

24 給水はほとんどの場合、浅い井戸からなされ、井戸にはふたのないことが多く、しかも大半の井戸は便所の穴や豚小屋ないし、ごみの山からあまり離れていないところにあって、不潔物がしみ込み汚染されている。豚小屋から出る液体の肥料は土のなかを通って井戸へ流れ出ている。しばしば大雨のあとには井戸の水がにごると田舎家の住人はこぼしている。

25 多くの浅い井戸の水はすでに分析されている。その結果、いくつかは閉鎖された。その他の井戸はすっかり《掃除された》。しかし特別の不潔物が検出されない井戸については、こうしたあまりにも危険の迫る汚染を防いだり、あるいは給水を止めさせるなりの手だては、これまでに何らとられていない。ある村はポンプをひとつ《設置していた》が、そのポンプが村の一方の端《はし》からあまりにも遠いところにあるので、隣接した野原にある池を給水源に使っていた。

26 今日までのところ《実際には》家庭のごみを処理するための何らの手段も衛生当局は講じていないといってよいであろう。

27 近ごろは調査と統計の時代であり、諸結果は顕微鏡的な正確さで記録され、かつ数学的な精密さで表にされ、われわれとしては事実ではなく図表が語り、また行動ではなく計算がことを成しているような気がしてしまう。われわれはある警察官のことを思い出す――とある家に夜盗《やとう》が入るのを見張っていて、その動きに干渉《かんしょう》することはさておいて、暴力をもって彼をつかまえようか、それとも暴力なしにつかまえようか、どちらにするかを確認するまで待っていた警察官のことである。これと同じで、こうした報告書を見ていると、われわれは泥棒ならぬ殺人が起こりつつあるのを見守っていて、干渉するより先に死亡率が上昇するのを待っているような気がしてくる。われわれは家々のまわりで遊んでいる子供たちのうち、どれだけが殺されるかを見ようと待っているわけである。汚物《おぶつ》が本当に井戸のなかに流れ込むかどうか、その井戸の汚水は本当にその一家を害するかどうか、そして何人がそのために死ぬであろうか、を見ようと待ちうけているのである。そのようにして充分な人数が死んだあとで、われわれは殺人がそれ以上進行するのを止めるために、いくばくかの資力と労力とを費《ついや》すべきときが来たと思い、表のなかにこぎれいにまとめられたわれわれの「あっぱれな怠惰《たいだ》」の結果に着手《ちゃくしゅ》する、というわけである。けれども、われわれは生き残った者たちの悲しい生活や、わが「衛生的な」「地区」の荒れはてた住いを分析したり表にしたりはしない。

28 **これらの村々における排泄物の貯蔵**　つぎはこれである。これがまたむかむかするほど処理が悪いのであるが、私はこのことについては別の小冊子に書くので、お望みならばここでは省いてもよい。しかし、われわれが忘れてはならないのは、もしわれわれがこの事実にがまんできないとしても、国民全体の健康、特に子供の健康が、これを耐え忍ばざるをえない、ということである。つけ加えておくが、前記に引用したのとは別の農村地区での実例では、雨期には小さな子供たちは、便所あるいはいわゆる納《な》屋《や》ないし外小屋で遊び、そうしたところには便所もあれば豚もいるし汚物の山もあるといった具合である。子供の顔は地面に近いから、土の毒気《どっき》にあてられて下痢《げり》その他の病気が発生している。

29 **糞尿だめ便所** 《糞尿《ふんにょう》だめ》は地面に掘った《穴》である。それはきっちりと仕切られていない場合が多い。時に便所は木製の見張り小屋のようなもので、排泄物は直接堀のなかへ落ちるように設《しつら》えてある。糞尿だめのおおいは往々にして不完全であったりまったくなかったりする。一八ないし二〇立方フィートの容積をもつ便所のなかには、年に一回から三回空《から》にされるだけのものがある。しかし、なかみはことごとく「流れ去り」、したがって空にする必要もない、ということを、われわれはしばしば聞かされている！

30 このような便所がしばしば井戸の近くに、小屋の住人の使うポンプから一ヤードと離れていないところにあることさえある。

31 土砂散布《どしゃさんぷ》式便所は例外で、一般には糞尿だめ便所である。（別の場所では一二〇の田舎家につき糞尿だめ便所が一〇九あった。そして当然考えられるように、その地区には清浄な井戸はひとつもなかった。）

32 ある商業町には水洗便所が《ある》が、水がないのにそう呼んでいるにすぎない。

33 **ごみや灰の貯蔵** 灰《はい》だめ場のないことが目立つ。たまったごみの大きな山が家の近くに積み重ねられている。場合によると窓の下や井戸の近くにそれがあって、井戸のなかへごみの山から汚物がしみ込んでいく。灰だめ場が《あれば》あるで、あふれ出るほど積み上げてある。しばしば便所のなかみをごみと混ぜたり、ごみの山に穴を掘ってそこへ埋《う》めたりしている。

34 最終処理についてみてみよう。ほとんどの田舎家の住人は耕作貸付け地を所有しているが、そこまでの距離はまちまちで、家から数ヤードのこともあれば二マイルも離れていることもある。耕作地があるので便所のなかみや燃えかすは肥料として大切であり、衛生当局によってそれらが没収《ぼっしゅう》されれば、住人たちは「ひどく憤慨《ふんがい》する」であろう。

35 そしてわれわれとしては、家のごみは少なくとも四半期に一度は除去《じょきょ》すべきで、もし居住者がこれを怠《おこた》ったならば衛生当局がそれを実施し、つまるところ《それを没収するであろう》という意味の副次《ふくじ》規則をつくって、この問題に始末《しまつ》をつけることもできるのである。この程度の圧力は、子供たちの生命を守るためにはまったく正当であろう。

36 保健指導員は、衛生問題に関しては協力体制をとることがいかに価値あるかを教えるはずである。たとえば、汚物運搬《うんぱん》用の馬につける二輪荷車《にぐるま》の借り賃が、第一日は一シリングで以後一日につき六ペンスであるとしよう。もし隣接した六軒の家がまとまって汚物運搬用二輪荷車の使用を予約すれば、それぞれがばらばらに借りるよりもはるかに安くつくはずである。

37 ふつうのやり方では、この車を借りるに価《あたい》するほどごみがたくさんたまるまで待つことになる。灰も、また多くの場合は便所のなかみも、そのときに耕作地へ運ばれる。年に二回ないし三回も運び出しが行なわれているという陳述《ちんじゅつ》は、往々にしてあまりにも明らかなうそである。

38 しかし一般には居住者は充分な広さの庭、すなわち宅地を所有しており、そこで便所のなかみを利用できるようになっている。（この特殊な問題についてはDr. Pooreの「農村衛生」を読むようすすめておきたい。）

39 庭は灰および家ごみを活用するための充分な広さをもっている場合が多い。しかし居住者は、ほとんど必ず便所および灰だめ場のなかみを耕作地へと運ぶ。そこで庭に汚物の山ができることになる。時には馬と二輪荷車とを借りる代金――これは住居から耕作地までの距離によって決まってくるのであるが――は相当深刻な問題であり、もしも副次《ふくじ》規則によって居住者は自分たちのごみを、たとえば月に一回は耕作地へ運ばねばならないと決められるとすると、肥料の価値がなくなると同時に、その掃除は衛生当局の費用で行なわれなければならないであろう。公衆衛生の観点からいえば、衛生当局はすべての村で当然この掃除をすべきである。

40 地域社会の健康経済という点からは、耕地のために肥料を最も有益に使うことが要求される。現在、最も有益な使用法といえば、いたずらにごみをごみのまま無駄にしてしまわないよう、それを用いることである。そして、もしわれわれが終始一貫した幅の広い見方でこの問題の経済面を見つめさえすれば、各家から頻繁《ひんぱん》に汚物ごみを運び出すことによって、つまり家にあっては危険なものを、それをぜひとも必要としている土地へ運び出すことによって、その地域社会は利益を得るという事実を認めざるをえない。また地域社会が利益を得るとすれば、その地域社会はその利益に対して支払いをすべきである。利益は二重、つまり健康上での安全と食物のうえでの増産とのふたつであり、そのほかにも、物質的利益と同じく土地を有効に耕作できることから生じる、はかり知れないほどの精神的利益がある。

41 村によっては、かろうじて便所や灰だめ場のための場所がとれるだけで、それ以外の庭というものがないところがある。しかし、こうした場合でさえも居住者は一般に耕作地をもっている。

42　副次規則はたくさん課せられるであろうが、副次規則そのものには行動を起こさせる力はない。そして多くの場合、おそらくはほとんどの場合、副次規則は実行不可能であり、死文《しぶん》に終わる。

43　ところでつぎに、

44　**三、それに関して女性たちは何をなすべきか**　すなわち、教育のある女性によって指導された場合、田舎家に住む母親たちはこのような、またその他の恐るべき病害を除去したり予防したりがどのくらいできるか。

45　第一に、

46　（1）**わが家**　あらゆる階級における家庭のなかで、結局のところ最も重要な存在である英国の田舎家の家庭は、すべての点で純粋でなければならない。少年少女は清い心、清い身体、そして清い皮膚をもち、健康に育つべきである。彼らがその家庭において最初に受ける教えや印象は、すべて純粋でかつ温和、また堅実《けんじつ》なものでなければならない。

47　いかなる学校教育よりも子供を教育するのは、結局のところ《家庭》である。子供が自分の母親の言うことを聞くか聞かないかは、三歳までに身につく。そして七歳になるまでに子供の性格は着々と形成されていく。

48　子供が健康をそこねたとき、母親たちはよくこう言う。「ああ、もし私が知ってさえいたら。でも誰も私に教えてくれなかった！」

49 神はすべての母親に必ず医師がついているようには計《はか》らわなかったが、すべての子供は当然母親によって世話されるというおつもりであった。

50 （a） **裏庭と庭**　廃水はどこへどのように捨てられるか。以下は必須要項のうちのいくつかである。すなわち、廃水は下水溝《こう》にゆっくり流し、決して溝のまわりに水たまりができるほど性急に容器のなかみをあけてはならない。排水溝の格子《こうし》は常に清潔に、通りをよくしておくべきである。家のまわりの土は清浄に保ち、窓からきれいな空気が入るようにする。寝室の尿を窓の外へ捨ててはならない。井戸のまわりに水たまりがあってはならない。便所のなかみはできるだけ早く土のなかへ入れるべきであり、田舎家の《庭》のためにはそれが最も価値あるやり方である。汚水だめから浅い井戸へと浸水しないようにする。ポンプの井戸は垂直にくみ上げるよう注意して、周囲の土を清浄に保つ。悪臭は危険信号である。《豚小屋》には安くつき、かつ有益な液体肥料を吸収する敷《し》きわらを敷きつめる。液体肥料の水たまりは土地全体を汚染する脅威《きょうい》である。

51 つぎに、われわれは以下の各項について実際に何を教えるべきであろうか。

52 （1b） **寝　室**　われわれが寝室の《なかに》とり入れたいのは、あらゆるなかで最も重要である新鮮な空気、および日光、つまり単なる明りではなく陽《ひ》の光、ではないだろうか？　われわれが寝室の《外に》追放したいのは、汚ない空気ではないだろうか？　換気されない寝室は汚染空気の詰《つ》まった箱である。窓を開けよう。しかし窓の構造はひとつひとつ違っていて、一般的な規則を決めるわけにはいかないのであるが、ただどのような場合にしろ、天井近くで換気をすべきであるということだけはいえよう。その部屋の最良の換気法をさし示すためには、保健指導員は窓の種類およびそれがどのように開くかを見分けねばならない。運よく暖炉がある場合は、板や大きな袋で煙突をふさがないようにさせる。

53 寝室の《家具》——ベッドと寝具——何年ものあいだ、ほどいて洗濯されたことのないような汚いふとん包布《がわ》に、羽根《はね》や羊毛《ようもう》をつめたものは許しがたい。寝室の道具を清潔にすること——しびんの尿を捨てないでおくのは危険である——どのようにしてほこりを払い出すか。それも単に空中にとばすだけで、再び舞い降りてくるようにではなく払い出すにはどのようにしたらよいか。害虫を駆除《くじょ》するにはどうしたらよいか。がらくた——ベッドの下の空間を、ぼろやごみ、着古《きふる》した衣類や長靴、石炭、じゃがいもなどの物置きにしてはならない。ベッドの下には、ふたつきの室内便器のほかは何も置いてはならない。寝台のたれ布は不要で、無用のかざりにすぎない。寝室には敷物はいらない。昼のあいだ新鮮な空気と日光とに恵まれる寝室は、夜になって人々の眠りをうながす。

54 （1c）台所　食物の残り、台所テーブルや肉切り台のでこぼこにたまる油、工事のよくない床のすき間《ま》に入った粉やくず、などによる危険。チフスはまさにバラック造りの部屋のこうしたことが原因で生じると知られてきている。このようなすき間をどう埋めたらよいか。水差《さ》しやソースパンに残された酸《す》っぱい牛乳の危険もある。あらゆるくずは空気を汚し、新鮮な食物を腐らせ、害虫やネズミ、ゴキブリなどの餌《えさ》となる。あまりにも多孔《たこう》性の煉瓦《れんが》の床は水をたくさん使って洗うには危険である。料理用の水はどこで手に入れているか？　それは水に《加えること》汚水、という代物《しろもの》ではないか？　牛乳はどこで手に入れるか？　それは牛乳に《加えること》水、さらに《加えること》汚水、という代物《しろもの》ではないか？　牛乳をどこにしまっておくか？　牛乳を冷たく保つ方法。台所のテーブルや瀬戸物《せともの》類、つぼ類や鍋《なべ》をきれいにする方法。汚れた流しの危険についても考えねばならない。

55 **居間**　日光と新鮮な空気とが入らず、ブラインドが下ろされたままの人の住まない部屋——骨まで冷え冷えするような当世風《とうせいふう》の居間《いま》は危険な代物《しろもの》である。汚い壁紙の上にきれいなものを重ねて張ってはならない。敷物《しきもの》を掃除するには茶がらを使う。しかし敷物を釘《くぎ》で固定しないでおくほうがなおよい。

56 **（2a）われわれ自身——皮膚のことと、いかにして身体を清潔に保つかという問題**　簡単に皮膚の機能を考えてみよう。美しさは皮膚の健康な状態に依存するものであり、きれいな帽子によってもたらされるのではない。老廃《ろうはい》物質を排出するところとして皮膚を扱いなさい。美しく清潔な皮膚の村の子供——どんな母親でもキスしたくなるような子供を、聖書にでてくるらい者、忌《い》み嫌《きら》われる人間と比べてみてほしい。らい者の皮膚は全身ただれ、他人にとってあまりにも不快であり、本人としてはあまりにも苦痛であるところから、彼は「潔《きよ》め」てほしいと奇跡を願い、やさしい答えを受けた。「わが意《こころ》なり。潔くなれ。」

57 村の子供とらい者との相違《そうい》は、まさに健康な皮膚と不健康なそれとの相違であることがわかろう。清潔な皮膚と汚い皮膚との相違は、すなわち健康と病気との相違なのである。

58 《毛孔《けあな》》の働きについて、学問的にではないが充分に論じてみたい。つまり皮膚を窒息《ちっそく》させることの危険についてである。自らの出す老廃物によって窒息させられ、かつ毒されている生体は、さながら、いっさい何物も捨て去らないでいる家のようであるといえよう——台所の流しは古い脂《あぶら》やじゃがいもの皮などで詰《つ》まり、流しの排水はつかえ、炉の格子には灰が積もり、床にはほこり、テーブルには油やパンくずなどがこびりついている——そんな家と同じである。これらはいずれも最初は汚いものではなかった。それらをそのまま貯《た》めておいたがために、その家は住むに耐えなくなったのである。

59 さてつぎに、洗われない身体の不快さについて簡潔に話したい。臭《にお》う足、恐るべき状態の髪、虫歯と歯痛、などなどである。つまり部屋の空気を汚す原因となる代物《しろもの》である。空気を汚すのは人間の身体なのである。

60 それでは《いつ》、《どのようにしたら》身体を最もよく洗えるか。毎日の身体の清潔のためには、大きな容器とたっぷりの水とがぜひとも必要である。が、土曜日には浴槽を用いて石けんを充分に使い、皮膚をこすると非常によい。赤ん坊のみならず男も女も毎日身体を洗う必要がある。身体は空気を汚す根源なのである。

61 寝室のプライバシーがまったく保たれていないことと、母親の仕事には絶《た》え間《ま》がないことから、《母親》は自分のからだをたいへん洗いにくい事情にある。（実際のところ、ほとんどの女性は全然からだを洗っていない。）保健指導員は彼女たちに最大級の同情を示すべきで、それも決して彼女たちを怒らせたりせずに、慎重な質問をしてその話を引き出さなければならないが、それには彼女たちの仲間がどのように《しているか》というよりは、むしろどのようなやり方ならば彼女たちは《いいと思うか》を尋《たず》ねるほうがよい。

62 つぎにタオルの問題である。

63 そして髪とヘアブラシの問題がある。母親たちは、自分の娘のすてきに見られたいという自然な願いをはげましてやり、スマートな帽子をかぶるよりも、美しくブラシをかけて上手《じょうず》に編《あ》んだ髪のほうを誇らしく思うようにしむけなければならない。

64　つぎが歯ブラシの件である。（淑女《しゅくじょ》づきの小間使《こまづか》いが歯ブラシを持たずに奉公《ほうこう》に出てくる事例が、どれほど多くあることか。）

65　保健指導員は自分の推薦するタオル、ヘアブラシ、歯ブラシなどひとつひとつの値段を知らせることができねばならない。

66　**（2b）衣類――循環、およびどのようにして身体を保温するか**　ただただ心臓および肺がいかに働くものであるかを考えること。衣類は暖かくゆるやかなもので、からだを締めつけてはならない。ぴったりとひもで締めつける衣類は、まず試してみる。その服を着けているときのウエスト寸法よりも、脱いだときのそれのほうが大きいようではならない。皮膚にじかに着ける衣類が汚れていることの危険――毒物が皮膚から再吸収されてしまう。同じ下着を昼も夜も着続けることの危険。最良の衣類材料は何か――なぜフランネルがそんなによいのか。湿った衣類やブーツを身につけている危険――《空気の量が少ないほど寒さを感じさせる》。暖かく上手に衣類を用いていれば、めったなことで身体は冷えない。

67　**（2c）食物――消化、およびどのようにして身体を養うか**　どのようにして食物は消化され血液中に入っていくかを考えるだけでよい。最良の食事（悪い調理の）があって新鮮な空気がないのに比べれば、あまりよくない食事（上手に調理した）に新鮮な空気が備《そな》わっているほうがずっとよい。薬ではなく食事が健康を保証する。動物性食品および野菜を食べるべきである。調理の悪い、また半調理の食物は危険である。野菜類および全粒パンの栄養価値。食事回数が不適当で食物が少なすぎる場合、および多すぎる場合の危険。調理しない肉、特に豚肉や病気にかかった動物の肉、腐った魚、未熟ないし過熟の果実、《シチューのように煮たお茶*》などの危険。リンゴや梨、スモモ、黒イチゴなどを煮込んだもの、つまり調理した果実《くだもの》は子供たちにとって絶対必要である。《食物としての牛乳の価値》（自家製の牛乳を全部売ってはならない。）子供の便秘、下痢、消化不良、ひきつけに食事が及ぼす影響。食物をわずかに変化させることで食欲はうながされ、健康は増進される。

＊ ある州ではティーポットに毎日スプーン一杯ずつお茶の葉を足していき、せいぜい月に一度くらいしかポットを空にせず、その間じゅうずっとお茶を煮たてているのが普通である。

68 **（3a）その他――家庭療法――医師が来るまで、および医師が帰ってしまってからどうすべきか**　自分が医師になること、いかさま薬あるいはまったく別の症例の誰かを治したことがあるといった類《たぐい》の薬を用いることの由々《ゆゆ》しき危険。

69 それほど貧しくはない田舎家の母親が、朝食の用意をしているときに発作を起こして火のなかへ倒れ、ひどい火傷《やけど》を負った。われわれはいちばん近くの医師を呼びにやり、彼は二輪馬車に薬を積んで直《ただ》ちにやってきた。夫は獣医を呼びに行ったが彼は来ず、馬用の軟膏《なんこう》を届けてよこした。その村のもの知り女は自発的にかけつけてきて、別の軟膏をさし出した。

70 「さてY夫人」と医師を呼びにやったご婦人《レディ》が言った。「あなたはどうしましたか？」

71 「ご存じでしょうけど、私は少しばかり勉強しましたもので、三つの薬をいっしょに混ぜ合わせました。そうすればぴったりの薬ができると自信をもっていたからです。そうでしょう。」

72 そのあわれな母親がどうなったかは想像にまかせる。

73 別の州のもうひとりの貧しい女性は自分で熱があると思い込んで、夫の悪い脚《あし》のために送られてきていた薬をのんだ。「ねえ、あなた、それが彼の脚をずっとよくしましたし、私を見てください。私もまったく元気でしょう?」その「元気」は、結局のところ発熱に至った。

74　医師が来るまでは流動食のみを与える。いろいろな疫病《えきびょう》の危険信号はどのようなもので、どのようにしてそれらを確認するか。脱腸帯で完全に支えていないと、いつヘルニアを起こすかもしれない危険。衣服に火がついたらどうすべきか――火による火傷《やけど》、熱湯《ねっとう》による火傷、咬傷《こうしょう》、切り傷、刺傷、頭部および眼の損傷、果物《くだもの》の種子《しゅし》やピンを飲み込んだとき、などに対してはどうするか。感染を避けるための簡単な法則。医師の手を離れてから――回復期をどのように世話するか。食物をどのように食べさせるか。チフス（腸チフス）から回復しつつある大人や子供に、玉ねぎのスープや固形物を食べさせてしまうことが珍しくない。そして一般には再発を招き、時には患者は死に至る。子供のための回復期ホームでは腕白《わんぱく》小僧たちはパンや牛乳を拒《こば》んでピクルス（この場合には、これが食後の甘味の価値をもっているように子供たちには思えるのである）をせがんでいた。そして朝食にはパンと牛乳だけを食べざるをえないということがわかると、これら腕白《わんぱく》どもは外に出て行って、ピクルスばかりかくん製の魚などまでを朝食の後にせしめてしまったのである。どのようなときには部屋を暗くし、どのようなときには光をたくさん入れるか。寒けのあることとの危険。

75　（3b）**乳児および子供の扱い**　いかに食べさせ、着せ、またからだを洗うか。授乳《じゅにゅう》、離乳、手で食べる、それぞれの与え方。規則正しい食事の間隔。鼓腸《こちょう》、鵞口瘡《がこうそう》、痙攣《けいれん》、気管支炎、クループ。子供が健康である状態とはどういうものかについての母親たちへのわかりやすい助言。入浴。食事――便秘や下痢を予防するにはどうしたらよいか。痙攣《けいれん》やクルップが突然起こったときにはどうすればよいか。

「鎮静《ちんせい》シロップ」やアルコールを与えることの致命的な危険。《既製《きせい》》の食物は健康によくない。しばしば視力が弱いために起こる頭痛。学校での課業が過ぎるために生じる諸症状——頭痛、不安、寝言《ねごと》。暴力、手足をねじることや突然からだを動かすこと、大声、平手《ひらて》打ち、耳の上をなぐる、などが乳幼児に及ぼす危険。おだやかさ、物に動じないこと、上機嫌《じょうきげん》は健康によい影響をもたらす。元気で楽しげなこと、新鮮な空気と太陽のもとで育てられること、そして愛——魂の太陽——に囲まれていること、これらを欠いた健康な子供というものは存在しえない。

76 四、（多数寄せられた疑問に答えて）**家庭の健康をめぐる訓練教育および活動の企画についてのいくつかの草案**　どのようにして始めるか？　家庭の健康の指導に関して、およびひとつひとつの田舎家の母親を指導する保健指導員の訓練教育に関して、あなたはどんな計画を立てているか？　この二つが主な質問であった。これは病気の看護とはまったく別のものである。これは病気を予防する計画である。質問に対する答えは、どうしてもいささか素気《そっけ》なくなる。

77 （1）まず第一の要点は、農村の保健医務官は正当な地方自治体の権威者によって、適性および経験を考慮して選ばれる。

78 （2）全体的な状況の鍵になるのが、保健指導員になる希望をもっている教育のある女性である。彼女たちに対して熱心な保健医務官が講義をし、実際にその村のなかで訓練を与える。

79 （2a）医師のする講義には生理学入門も含まれている。すなわち身体各器官についての簡単な説明——各器官は身体の健康にどう影響を及ぼし、またそれぞれの器官を故障なく保つにはどうしたらよいか。これは衛生の科学を構成する内容で、村の母親たちや娘たちに一般的なわかりやすい指導をするときに、実際的で科学的な基本となるものとして使えるように組まれている。少なくとも一五の講義からなるこのコースに、村の母親や娘以外の婦人《レディ》たちが入学してもよい。

80 (2b) 保健医務官は、保健指導員としての資格を希望する者たちに対する授業において、口頭による指導および書物の両方を用い、さらにその上の指導を与える。

81 (2c) 医師は自分の授業に出席した者たちを各村へ連れて行って田舎家を訪問させ、何を観察すべきか、またどのように訪問すべきかを彼女たちに示す。

82 医師自身が農村の母親たちと接触するのであれば、彼は母親たちを怒らせないどころか、その訪問は歓迎されるであろう。

83 (2d) 医師は保健指導員としての検定を受ける資格があるとみなせる志願者を選び出す。その資格としては——よい性格、健康、教えることに対する個人的適性、気転と能力、がどうしても必要である。つまり村の母親たちと「接触」し、好意を抱き合う——すなわち彼女たちに受け入れられる——ためには、また彼女たちの個人的な友人となり、彼女たちを自分の個人的な友人とし——しかも村の母親たちがいうように「のぞき回ったり」しないためには、どうしてもそのような資格が必要である。細菌学ではなく、排水装置を調査することが必要なのである。医学生でさえ目の前に対象物を置かれなくては講義から多くを学びとることはできない。(注意=医師も保健指導員もこの仕事に熱心な人物であるべきで、衛生学と公衆衛生とを信じ、それらは死活問題であると確信していなければならない。)

84 (3) 志願者は目下《もっか》のところ地方当局の任命したひとりの試験官によって試験される——この試験官

は農村および村落の生活、町のそれとはまったく違う生活によく通じている者である——彼は医師と連絡し合って、彼らの両方を満足させた志願者を地方当局に推薦《すいせん》し、地方当局は必要数だけを任命する。

85 （4）保健指導員は、いくつかの小さな村をひとつにまとめた地区あるいは商業町へと赴任《ふにん》を命じられる。そこにはその地方の当局を代表する地区委員会がある。各村にはそれぞれ村の委員会があって、地区委員会を代表している。この委員会が保健指導員の行なう講義を手配したり、彼女を受け入れる手はずを整えたりする。

86 （5）保健指導員は保健医務官の監督のもとで仕事をする。保健医務官はまず、できるだけ頻繁《ひんぱん》に彼女を村へ案内するようにする。と同時に、彼女の仕事の結果を調査するのを彼の勤めとする。

87 （6）田舎家の母親たちへの講義は、わかりやすく親しみやすい言葉で行なう。

88 しかし（7）この講義は彼女の仕事のほんの糸口、つまり序曲にしかすぎないのである。本当の仕事はといえば、母親たちと友だちになり、彼女たちの家庭に招かれ、彼女たちひとりひとり、またその家庭ひとつひとつが違うことがわかったうえではじめて、《ある家の》特定の母親に《実地に》指導をすることである。寝室で、台所や居間で、裏庭や表庭で、誰かの身体を洗いながら、着せたり食べさせたりしながら——教えられたことをどう《実行》するかを、その教えた本人である保健指導員に話すことのできる唯一の立場にある、その家の母親に助けられつつ指導をするのである。保健指導員が母親たちに教えるのと同じくらい多くのことを、母親たちが保健指導員に教えるのである。質問をしたり自分の経験を話したりすることによって、母親たちは彼女を助ける。また保健指導員は、自分の講義中、たとえ出し抜けにであっても、そうした質問の出ることを歓迎しなければならない。彼女がそれを冷たくあしらうと、その仕事は全部駄目《だめ》になってしまう。

89 彼女の眼と手は、健康への危険を見守り、それらを処理できるよう訓練されていなければならない。

「五感を動員して実体に立ち向かうのでなければ、どのような問題についても実地に役立つ知識は得られない。」

90 (8) 保健指導員はひとつの地区に落ち着いたならば、見習生をひとり受け入れることができる。この見習生は医師の講義や授業に出席する一方で、時間を見つけて保健指導員が巡回訪問をするのについて行く。(これが田舎家の母親たちに受け入れられるか否《いな》かは、二人の婦人《レディ》の能力しだいで決まってこよう。受け入れられなければ、もちろん中止すべきである)。話をしてまわる保健指導員は、田舎家の母親たちの多忙な生活に精通していなければならない。「一日に一時間でもいいから、何もしないで椅子に腰をおろしていられたら!」とこぼす貧しい女性(彼女は毎日一三~一五時間は立って過ごしている)と、運動不足を補うために「運動療法」と称して、あるいはその他その種のなぞめいたことをいって腕や脚《あし》を振り回している若いご婦人《レディ》との対照は、まことに奇妙である。

91 (9) おそらくあなたはこう尋《たず》ねたいであろう。すなわち、われわれは保健指導員の仕事の公正にして完全な評価をいかにして手に入れるか? という質問である。これは簡単に答えを出せる質問ではない。というのは第一に、この仕事の結果はそんなに早く出るものではなく、この仕事は必然的に非常にゆっくりとした過程をたどるからである。そして第二に、この仕事の成果は往々にして表面に現われず、個人の私的な生活習慣のなかに現われるにすぎないからで、成果を評価しようとして巡回してくるよそ者が礼を失さずにそれをさがしまわるのは不可能に近い。しかしながら、ここに二種類のテストがある。そのひとつは細部《さいぶ》にわたって考慮《こうりょ》され作成された書面に基づく報告を出させることで、そこには村での講義への出席者数、招かれて田舎家を訪問した回数、その他、表にできる数字や事実を記入するようになっている。いまひとつのテストは敏腕《びんわん》の淑女《しゅくじょ》訪問者〔lady visitor〕から手に入れることのできるものである。この婦人《レディ》はテストの対象となる保健指導員と一緒に（彼女がそこの人々にとって見知らぬ人である場合）、あるいは保健指導員の跡を追うかたちで巡回し、保健指導員が訪問する人々や彼らの住まいの状態について検討し、その保健指導員はどんな影響をもたらしたか、人々の生活上の諸事実や状態をいかに改善したか、などについての情報を集めるのである。

92 **五、女性指導者と田舎家の母親たちとのあいだの個人的な知り合い関係および友好関係とはどのようなことをさすか——**

93 そうした人間関係は、寝室《一般》について、洗い場や豚小屋、井戸などの《一般》について講義をしていればできあがるというものではない。特定の寝室、洗い場、豚小屋、井戸、つまりこれらは住人と同様に各田舎家によって非常にまちまちなので、特定の事例について事実にもとづいて検討することから、そうした人間関係ができるのである。講義者は指図《さしず》する立場の人間である。しかし、部屋のベンチにすわっている患者をただ見るだけで、決して患者それぞれの場合に立ち入って検査することなく、また患者たちを訪ねたり彼らのうちのある者と共鳴しあったりは決してせずに、ただ指図をする医師についてあなた方はどう思うか。講義者についても同じことがいえる。前述の医師ないし講義者は生徒を個別にみる家庭教師でもない。彼ないし彼女は、決して対象になる者と接触しない。講義を受ける母親にしてみれば芝居《しばい》見物に行くようなものなのである。田舎家の母親は概して礼儀正しく調子を合わせる。しかし彼女がこんなふうにいうのを聞く人は多いだろう。「ご婦人《レディ》方が来てわたしらに話をしてくれ、楽しませてくれるのはほんとにありがたいとは思うけれども、わたしらはあんなことをしてもらいたいとは思わない。《あの人たちは》わたしらのしてもらいたいことをわかっていない」。貧しい者を助けたいという関心からわきおこる共感は、それぞれの田舎家で母親ひとりひとりと長期にわたる密接な交わりをもつことによってのみ得られるのであって、恩にきせたり、「言い負《ま》かしたり」「のぞき回ったり」しても駄目なのである。そうした共感は、毎回の訪問からの洞察や愛の感情のうちに育つ。それがあってこそ、その場で、そこの母親に、寝室を換気するにはどうしたらよいか、等々を《示す》ことができるであろう。あなたは田舎家の母親の仕事――洗濯、料理、掃除、繕《つくろ》い、縫《ぬ》いものなどを試験して及第《きゅうだい》させる立場ではない。

94 彼女が何を《する》かよりも、あなたの忠告を実行に移すために《彼女がやってもいいと思う》のはどんな計画かを求めなさい。年とった田舎家の母親は、家族の健康に対する責任というものを少しもわかっていない。すべて「神の御心《みこころ》」なのである。しかし、いくらか教育のある若い母親となると、しきりに教えてもらいたがる。たいへん意味深い言葉がある。「子孫を賢《かしこ》く世話するという点で、動物の母親は人間の母親に数等《すうとう》まさっている。雌牛《めうし》は自分の子牛に草を食べることを教えようとはしない。そして猫は生まれた子猫を三〇分たつまでのうちにくまなくなめて生かす」。ほかの人々についてこれまで言われてきたようなことが、田舎家の母親たちについて、今なおいっそうの真実性をもって言われよう。講義の集会で会うだけでは、あなたは彼女たちを本当に知ることはできない。あなたはおそらく、彼女たちの家庭、暮し向き、毎日の過度の労働、健気《けなげ》にもこらえている心配事、うわさ話——しばしば彼女たちの唯一の気晴らしであるうわさ話——などを知ることはできまい。《彼女たちが他人から影響を受け、また他人に影響を及ぼすそのポイントとなるものを知ることができないのである。》彼女たちをひとまとめにして込《こ》みで動かしたり左右したりはできない。ほかの人々に比べては、いっそうそれが不可能である。あなたが何かよいことをしたいのであれば、それぞれの家庭で別々に各人を、各人の個人的性格を知るようにしなければならない。あなたは彼女たちに歓迎されなければならない。あなたは田舎家の母親たち、また少女たちの「母親」とならなければならない。そして彼女たちの側だけが得をしていると思ってはならない。心と心とが交わるときに、われわれは貧しい人々からいかに多くを学ぶことか——病院の患者からいかに多くを学ぶことか。優秀な地域看護婦協会には施《ほど》し物（金銭）を与えないといううきまりがある。これは保健指導員にもあてはめるべききまりである。しかし貧しい人々の毎日の生活のいろいろな欠乏やもろもろの困難、あるいは誘惑や疲労などを知らずして——彼女たちの世界をまじめに知ろうとする努力なくして——われわれは彼女たちを援助できない。彼女たちには方法を知らないためにもたらされる疲労がかさんでいる。子供たちに対する彼女たちの嘆かわしい態度はかねてから知られている。「お前がそうしようとしないなら頭を粉々《こなごな》に砕《くだ》いてやる」——これが学校に行くことについて情愛深い母親の言った言葉である。しかし、なんという貧者の英雄的行為《ヒロイズム》であることか！講義は田舎家の母親たちを知るほんの足がかりにすぎない。われわれとしては田舎が町を教えるほど町は田舎を教えられないということを忘れてはならない。この仕事あるいは他のどんな仕事も、実施した講義の回数でその成功度を評価するわけにはいかない。講義の出席者数で評価するのも不可能で、個別訪問で《なされた》指導の結果、実際に現われた成果によってのみ評価可能なのである。そうした成果は、いうまでもなく現われるまでに時間がかかる。しかし急がず確実にやるというのが、結局は勝利につながるいき方なのである。村の母親たちの信頼を得、彼女たちの家庭に招かれて援助を求められるようであれば成功である。保健指導員は欠点を見つけようとしてではなく、友だちを見つけるために来るのだと彼女たちに感じさせなければならない。田舎家の女性たちが保健指導員を支持しないかぎり、講義はわびしいしくじりに終わるに決まっている。「話しても何にもならないようであるが」とは、あるお偉《えら》い衛生委員の言葉であった。また村人たちを《彼ら自身》を変えることなしに変化させようとしても、まったく無駄骨折りである。《出てきた結果》だけが唯一の評価である。

結　語

95 前記に対する批判はつぎのようであろう。すなわち、「それには何と厖大《ぼうだい》な時間がかかることか。何週間どころか何ヵ月また何年もかかる過程をあなたは思い描いているのだ。これでは一生かかっても足りないくらいだ」。

96 われわれはこう答えよう――何百年ものあいだ迷信は行なわれてきた。何百年ものあいだ不潔で不注意な習慣が着々とかつ根強く聞き伝えられてきた。われわれがほんの数年のじみな持続的活動によって、その何世紀にも及ぶ習慣を変えることができるとしたら、ここに描いた過程は進みが遅いどころか、驚くべき速さであるといわねばなるまい。「遅い」とは果てしのない話しかけ、つまり《意味のない音》〔*vox et praeterea nihil*〕――一方の耳から入って他方の耳から出てしまう言葉――を意味しているのである。出てしまわずに耳にのこる言葉だけが仕事がのこした言葉なのである。「報《むく》いがある」言葉とは、冷静な頭の指示を受け、愛ある心にふるい立たされて、熟練した手が為《な》す仕事である。心と心、そして手と手をつなぎあわせなさい。そしてあなたの仕事すべての精神であり生命である愛を与えつくすことを祈りなさい。

97　いったい、この仕事より高貴な仕事がほかにあるであろうか？　これより女性的な仕事を女性はほかに望めるであろうか？　こんな仕事は最高の女性には価《あたい》しないものだと考える男性がいるであろうか？

98　偉大な男性の科学者たちが、それぞれの深遠《しんえん》な研究が手にしたかぎりの結果を、単純な言葉で世に紹介しようとその生涯の大半をささげているそのとき、最高の教養をもち、最深の共感を抱く女性たちが、われわれがここに描き出してみせたような仕事に着手するのは当然のことである。

99　しかし、この女性たちは「一時《いっとき》の屈辱《くつじょく》を忍《しの》んで勝」たねばならない。というより、彼女たちはそうすることを「屈辱を忍ぶ」と考えるべきではないのであって、自分の心のなかの神の働きに従い、田舎家の母親たちの家庭に入って「くつろぐ」のである。

（訳＝小玉香津子、薄井坦子、田村　真）

解題

町や村での健康教育　一八九四年

一八九三年、ヨークシャーのリーズで開かれた働く女性の会議でこの論文は読みあげられた。八〇年も前の、それも英国の農村衛生の話など歴史の資料としてしか使えないと思う向きは、一読して、この論文とわれわれとの間の長い時間を忘れること必定である。

各家庭に主婦の座をもつ女性たちこそ、人々の生活と健康の要であること。この女性たちに働きかけ、彼女たちにより完全に責任を全うさせようと目ざす、同じく女性の保健指導員を配置する構想。保健指導員の働きかけの第一歩は対象との間に個人的に好ましい人間関係を築くことであり、また指導の結果は人々に態度の変容が見られてはじめて評価できるとする。この発想とアプローチは、生活している人間を対象とする仕事一般の原理を指している。現代の健康教育の原理であり、看護もそれをふまえて活動する。

ただ終始、英国の農村に限局された内容は、この論文の背景、すなわち当時の英国農村、さらに当時の関連法規等に精通していないわれわれにとっては、わかりにくい点もある。ナイチンゲールの晩年における最後の論文であることもあってか、これ以前の著作との重複も目立つ。しかし重複はそのまま彼女の強調と読めよう。

この論文と現在とのあいだにあった時間を忘れさせられた読者は、この種の仕事は時間どころか歳月、いや世紀を重ねるほど時を必要としても驚くにあたらないというナイチンゲールの結語に、心底から共感を抱く。

ビショップとセイマーの解題はつぎのとおりである。

（小玉香津子）

●ビショップによる解題

農村の衛生に関するナイチンゲール嬢のこの論文は、一八九三年十一月七日木曜日の午後、働く女性の中央会議の席上で、フレデリック・ヴァーネイ氏によって読み上げられた。議長席についていたイザベラ・フォード嬢は、これをつぎのような言葉で紹介した。「みなさん、私たちはこの午後読み上げられることになっている論文の論題についてだけでも深い興味を抱くに違いありません。そして、もしそれに光輝をそえるものがあるとしたら、それはフロレンス・ナイチンゲール嬢という偉大な名前でありましょう。私たちひとりひとりは、ほんの子供の頃からずっと、この名前に敬愛の念を抱くよう教えられてきたのです。彼女の論文は、この午後のプログラムにとって特筆すべきものでありましょう。クリミアでの気高い仕事以来、彼女はずっとその過労と病身のために臥《ふ》せって来られました。しかし、それにもかかわらず、彼女は身体の許すときには仕事をしていられるのですが、幸いにもこのところはお元気で、私たちの会議に論文をよせてくださることができたのです」。

ナイチンゲール嬢は、自分が論文を書いたいきさつについて、ちょうどさしせまった問題があってたいへん取り込んでいたのであるが、この主題については多くの女性たちの重大な関心がよせられていることを思って、どうしてもこれを書きたいと思った、と述べている。論点の範囲は広く、衛生状態の点検と健康教育の全分野にわたっている。彼女が触れているのはつぎの点である。

(1) 現在の農村公衆衛生の機構
(2) 農村衛生の現状
(3) 前記に関して女性たちは何をなすべきか
(4) (数多く寄せられた疑問に答えて) 家庭の健康をめぐる訓練教育および活動の企画についての草案
(5) 女性指導者と指導を受ける女性とのあいだの個人的な知り合い関係および友情とは何か。指導を受ける女性たちは、それぞれの生活環境が違うように、性格の点でもひとりひとりに幅の広い違いのあることを常に心に留めておくこと。

農村公衆衛生と農村衛生の現状について述べるにあ

たって、ナイチンゲール嬢は当時の組織機構に対して手きびしい言葉を使っている。彼女は、「貧民救済委員会、すなわち『衛生担当局』は、その全時間を投じてもなお論じつくすことはできないような問題に対して、手持ち時間のほんの切れ端をふりむけている」と喝破《かっぱ》してみせる。また彼女は労働者階級住宅供給法の一連の条項を引用しているが、この法律には、「健康にとってあまりにも、危険あるいは有害な状態にあって、人間の住まいとしては不適当である」と保健医の眼に映った住居はすべて破壊さるべきであると規定されていたのである。そこでナイチンゲール嬢は意見を述べる、「実際のところ、二つのものを除いてあとはすべてがそろっている。その二つとは、残りの全部よりはるかに必要なもの、すなわち資力と改革を実行する意志とである。そして、よくよくわかりきっていることであるが、もしこの法律が直ちに、かつ完全に施行されるとすると、英国中のおよそ四分の三の農村地区で人口が減少し、数十万人もの家のない貧民がわれわれの手にあずけられる次第《しだい》になるはずで、つまり、わが農村地区には、人が住むに適さない家屋がそれだけ存在するのである」。「農村衛生の現状は」と彼女は要約して言う「これがまた哀れにしてうんざりするような、語るも恐ろしい話なのである」。

この論文の第二部でナイチンゲール嬢は保健指導員を導入することとその訓練とについての彼女の考え方を展開するが、この保健指導員とは、村の女性たちのところを訪問して、個人個人の家庭で、また公開の講義によって、簡単な衛生について教える人のことなのである。彼女は、保健指導員が実際に村人たちに近づいていく方法について、たいへん実際的な助言をいくつかしているのであるが、これはまさに現代のソーシャル・ワーカーの仕事のもつ性格と困難さとを先取りして言い当てているのである。ナイチンゲール嬢が、この厄介で骨の折れる仕事をするに相応《ふさわ》しいと見なした人は、「よい性格、健康、教えることに対する個人的適性、気転と能力、がどうしても必要である。つまり村の母親たちと『接触』し、好意を抱き合う――すなわち彼女たちに受け入れられる――ためには、また彼女たちの個人的な友人となり、彼女たちを自分の個人的な友人とし――しかも村の母親たちがいうように『のぞき回ったり』しないためには、どうしてもそのような資格」をもった人でなくてはならないのであった。

ナイチンゲール嬢が七四歳のときに書かれたこの論文は、彼女が看護婦と看護とについて書いて出版した最後のものであるが、彼女特有の問題の把握の仕方が現われているし、また驚くべき新鮮さと創造性とを彼女が依然として保っていたことを物語っている。彼女は衛生法と公衆衛生の分野における数多くの見事な革命的変革の気運を盛り上げた人であり、また、自分の生きているうちに、組織立てられた看護というものが社会におけるひとつの動かぬ事実となるのを、自分の眼でみた人であった。そして、齢《よわい》七四歳に及んでなおかつ、彼女はひとつの新しい制度について詳細にわたって明確に解説してのけるほどの能力を保ち、信頼と希望とをもって未来を見通すことができたのである。彼女は、自分の計画について、「それには何と厖大な時間がかかることか。何週間どころか何ヵ月もまた何年もかかる過程をあなたは思い描いているのだ」という口実で、批判がまきおこることを予想していた。そこで彼女はこう答えている。「一生かかっても足りないくらいだというけれども、何百年ものあいだ迷信は行なわれてきた。何百年ものあいだ不潔で不注意な習慣が着々とかつ根強く聞き伝えられてきた。われわれがほんの数年のじみな持続的活動によって、その何世紀にも及ぶ習慣を変えることができるとしたら、ここに描いた過程は進みが遅いどころか、驚くべき速さであるといわねばなるまい。」

●セイマーによる解題

この論文は、先の論文〔病人の看護と健康を守る看護、一八九三年〕と同じく、会議のために準備されたものであって、一八九三年十一月にリーズで開催された「働く女性の会議」において読み上げられた。そして先の論文よりも短く論旨の範囲も限られており、もっぱら英国国内のことに関心が向けられている。引用例などもすべて英国の農村のものを使っているし、ここで言及されている規則や官吏たちのことも、英国の地方行政庁のものである。急いで読みとばしてしまうと、これは「一地域にしか通用しないこと」として簡単に片づけられてしまうかもしれない。しかし、もっとたんねんにこの論文を探究していくと、ここに指摘されている問題点や障害の数々は、実はどの地方やどの地域社会にも存在するものであるという事実や、またここで助言されている解決法は、ほとんどどこの領域においても適用可能なものであるという事実に気づいてくるのである。私たちは、フロレンス・ナイチンゲールが地方で、つまり彼女の父親の所有していた村で育ったことと、彼女がその個人的な経験を通して当時の英国の地方社会に広く見られた状態と地方に住む人々に特有な問題点などについてよく知っていたことを、忘れてはならない。この一行一行は、農村の生活についての直接に肌に触れた知識のあることを感じさせる。

ここで再び彼女が、保健指導員の訓練に触れながら、個人に対してその個性に見合った働きかけの必要なことを強調し、前の論文〔病人の看護と健康を守る看護、一八九三年〕と同じく病人看護であれ健康者看護であれ、ともかくも看護を単なる資格証明書一枚でこと足りるようなものにしてしまうことへの恐れのあることを表明している点は、読者の胸を打つに違いない。彼女は言う。「医師は保健指導員としての検定を受ける資格があるとみなせる志願者を選び出す。その資格としては——よい性格、健康、教えることに対する個人的適性、気転と能力、がどうしても必要である。つまり村の母親たちと『接触』し、好意を抱き合う……ためには……。」

著者は、「保健指導員」が援助をしようとする農家の主婦は、単に講義を受けるだけではなく、その家庭の場でわかりやすく教えられなくてはならない、と述べている。このような態度の大切なことが別の文章でつぎのように強調されている。「ほかの人々についてこれまで言われてきたようなことが、田舎家の母親たちについて、今なおいっそうの真実性をもって言われよう。講義の集会で会うだけでは、あなたは彼女たちを本当に知ることはできない。……彼女たちをひとまとめにして込みで動かしたり左右したりはできない。ほかの人々に比べては、いっそうそれが不可能である。あなたが何かよいことをしたいのであれば、それぞれの家庭で別々に各人を、各人の個人的性格を知るようにしなければならない。」

この小冊子は、フロレンス・ナイチンゲールが看護婦と看護に関して出版した最後の作品である。この論文はすみからすみまでまさに著者の特色がいかんなく発揮されているものであって、ここには、新しい行き方を主唱する彼女の勇気と、ここに論じられている計画はささやかに始まってゆっくりと成長してもらいたいという彼女の念願と、「紙の上」だけの進歩改善に対する彼女のいらだちと、過去よりも未来が大切だという彼女の認識とが示されている。齢《よわい》七四に達した女性が、最後につぎのようにいうほどの夢を描いていたことは驚嘆に価する。「前記に対する批判はつぎのようであろう。すなわち、『それには何と厖大な時間がかかることか。何週間どころか何ヵ月もまた何年もかかる過程をあなたは思い描いているのだ。これでは一生かかっても足りないくらいだ』。われわれはこう答えよう。——何百年ものあいだ迷信は行なわれてきた。何百年ものあいだ不潔で不注意な習慣が着々とかつ根強く聞き伝えられてきた。われわれがほんの数年のじみな持続的活動によって、その何世紀にも及ぶ習慣を変えることができたとしたら、ここに描いた過程は進みが遅いどころか、驚くべき速さであるといわねばなるまい」。

このようなわけで、この論文は、ここに集めた一連の論文の最後を飾るにふさわしいものであると思う。

八、救貧院病院における看護　一八六七年

救貧院病院における貧しい病人のために看護婦を供給し、訓練し、組織する問題についての提言

1 拝　啓

2 救貧院当局長官によって任命された委員会から貴下《きか》を通してお受けした要請、すなわち救貧院病院(1)における貧しい病人のための看護婦の供給と訓練および組織の問題について、私の考えを聞かせてほしいという要請に対して詳《くわ》しくご返事申し上げるにあたって、私はまず、「看護」という言葉の意味するところに関して、われわれは当然同じ理解をもっていると思いたい。

3 「看護」という言葉は、ここ一〇年間にその意味を大きく進歩させてきたが、さらにその意味すると

---

(1)　救貧院病院〔workhouse infirmary〕。救貧院は当時の英国全土にわたって設置されていた貧窮者のための収容施設であり、また授産施設でもあった。ここには、収容されている人々（老人が多かったと思われる）、特に病人たちのための医療施設が設けられていて、これが救貧院病院である。なお、本文をよく読んでいくとわかることであるが、救貧院と病院とは一応別の組織となっており、それぞれに院長とマトロン（マトロンについては注(4)を参照されたい）がいることになっている。

ころは年々ますます進歩しつづけている。

4 救貧院病院では《大方のところ》看護は今日まで名のみの存在であった、という見解については、私は委員会を信じるし、それに同意もする。

5 しかし今や、すでに一八ヵ月間にわたって、リヴァプール救貧院病院の看護を訓練看護婦[2]の手にまかす一大実験が展開されてきているし、ひとりないし二人あるいはそれ以上の有給看護婦長を置いていない救貧院はロンドンにはほとんどない。こうした情勢下において、委員会が私に対して出された質問の項目を読むと、その意図するところは、まさに最良の（病人を治癒へと導いていくために最良の）看護組織の探究、およびそれを実現する方法の探究にあるということが認められ、同時に委員会と私との間に看護とは何で《ある》かについての意見の相違はないと認められる。

6 最近になって「有給看護」を有給《訓練》看護に換《か》えていこうとする大きな動きが英国中に出てきている。そして、医師に実力をもたらすのは報酬ではなく訓練であるのと同様に、看護婦の場合はなおのこと、看護婦に実力をもたらすのは報酬ではなく訓練なのである（高い実力は必ず高い報酬を伴うものではあるけれども）。したがって、私は「有給看護婦」という言葉をすべて捨て去ろうと思う。この言葉は「有資格」医師という代わりに有給医師と呼ぶのと同様にバカげており、私は《訓練》（すなわち有資格）看護婦という言葉を使う。

7 《教育を受けてもいないのに医師を業としている人のことを、正しくはにせ医者あるいは詐欺師《さぎし》と呼ぶ。教育を受けていない看護婦を、なぜにせ看護婦とか詐欺師とか呼ばないのか。思うにこれは、内科や外科の医術を本能で身につけられると考える者はほとんどいないからであろう。ところが、ここ一〇

年から二〇年くらいまでは、英国の人々は、女性は誰でも本能的に看護婦であると思っていたのである。》

8 したがって私は「貧民《ひんみん》看護婦(3)」を救貧院病院のなかに存続させるか否《いな》かという問題については論じないつもりである。しかし、もし訓練を受けていない貧民を看護要員として使うことを《今すぐ》廃止すべきであるとなると、それに代わるべきはどのような看護であるかを確認しなければなるまい。

9 われわれは高給をもって看護婦の募集広告を出し、応募してきたなかから最も好ましい者を採《と》るのだろうか？　つまり、われわれは「報酬」で実力をテストするのだろうか？　それとも、報酬という点で職務を承認するのとは別に、そのような地位を求める志願者たちにきびしく要求すべき何かほかの資格といったものがあるのだろうか？　これまでに言ってきているように、以前は病人の看護は女性なら誰でもできるようなやさしい仕事であると思われていた。しかし、ほかに身に合った仕事がないからといって、教員の職務を引き受けた年とった男性のように、看護婦という職務、それも特に貧民のための助産婦や病院看護婦を引き受ける女性は、たいていの場合、ほかの仕事をするには年をとりすぎていた

---

(2) 訓練看護婦〔trained nurse〕。当時は、看護婦としての正規の訓練を受けていない女性でも、看護に携わっていれば看護婦と呼ばれていた。ナイチンゲールは、看護婦には訓練が必要であり、訓練を受けていない女性を看護婦と呼ぶことは適切でないと指摘しているが、この両者を区別するために、特に正規の訓練を受けた看護婦を訓練看護婦と呼んでいる。なお、ナイチンゲールが看護婦の訓練という場合、それはいわゆるナイチンゲール・システムによる看護教育のことを指している。

(3) 貧民看護婦〔pauper nurse〕。当時は救貧院に収容されている女性のなかから病人の看護者を得ることが普通であった。もちろん彼女たちは訓練は受けていないので、看護についての知識や技術にもうとく、またとかく風紀上の問題などを起こしがちであった。

り、身体が弱かったり、酒を飲みすぎたり、不潔であったり、無神経であったり、あるいは不品行《ふひんこう》であったりする人たちなのであった。実際のところ彼女たちは、そのほとんどが「貧民看護婦」が出てくる階級の人たちであったし、何らかの欠陥《けっかん》、すなわち身体上の欠陥、精神上の欠陥あるいは道徳上の欠陥なくして救貧院へ行く女性はおそらくいなかったのである。

10 《むろん、これはロンドン、その他大都市の救貧院に特に目だつ実状なのである。》

11 すでに述べたとおり、現在、英国中に、また、私のところに来るさまざまの要請からそれとわかるのであるが、あちらこちらの植民地やインドにも、大きな変化が起こりつつあり、その目ざすところは、最も悪い女性ではなく最も優れた女性に呼びかけて、マトロン[4]や看護婦長（病院用語では「シスター」[5]）のもとであらゆる看護の職務の基本となるべき看護の仕事についての訓練を受けさせよう、というものである。そしてわれわれの見るところ、この動きは幸いにも民間および軍の病院にとどまらず、それを越えて、さらに家庭にいる貧しい病人の看護のための組織をも越えて、救貧院の病人のあいだにも、その変化を起こそうということになってきている。

12 したがって、貴下の委員会が救貧院病院に具現《ぐげん》したいと願っているのは、可能なかぎりの高い実力をもつ訓練され、かつ組織された看護のシステム、あわせてそのシステムに成功の好機を提供するであろう機械設備の類《たぐい》を導入することであると、私は理解している。

13 そこで私は与えられた質問について、つぎの各項のもとに、いろいろな観点から論じていこうと思う。

一、現時点における訓練看護婦の供給源

二、訓練看護婦の供給を促進する方法
三、病院管理と効果的な看護との関係
四、効果的な看護のために必要な病院の構造上の配備

一、現時点における訓練看護婦の供給源

14 公共病院への、村落《そんらく》の病人の看護への、そして最近では救貧院への訓練看護婦の供給に関して、英国中から、また英国の外地保護領のあちこちから、ほとんど毎日のように問い合わせが寄せられることからみると（しかし悲しいかな、その問い合わせには応じられない！）、救貧院病院は訓練看護婦をほとんど手に入れられないといってよいであろう。と同時に、訓練を受けた看護婦を、彼女がいかに実力があるとはいえ、たったひとり、大きな町の並みの規模の救貧院病院に送り込むのは、一本の針を干し草の束《たば》のなかに置くようなもの、あるいは古着《ふるぎ》に新しい継《つ》ぎを当てるようなものであるといえよう。新しい継《つ》ぎは、ただ古着のほころびを前より大きくするだけであり、しかもそのほころびはすでにかなり大きく、しかもわれわれは、ほころびを増やすために使い捨てできるほど優れた看護婦という大切な存在の貯《たくわ》えをもっているわけではないから、ひとりの看護婦をそこここの浜辺に投げ出すこと、つまり孤島《ことう》に

（4）　マトロン〔matron〕。二九頁参照。
（5）　シスター〔sister〕。四七頁参照。

おけるロビンソン・クルーソーのような目にあわせることは阻止《そし》すべきであると私は思う（そして私の力の及ぶ範囲では常に阻止してきた）。貧しい人々で過密状態にある施設のいくつかは《まさに》孤島なのである。

15 小規模の、管理のよい田舎《いなか》の施設で、病人はひとりの優れた訓練看護婦長によって看護されている、といったところは例外である。そうした施設でそのような看護を実現するためには、われわれも時々要求を受け入れて看護婦を送り出してきている。

16 それ以外の場合は、（リヴァプールの救貧院病院におけるように）訓練を受けた看護監督に彼女の下で働く何人かの訓練を受けた看護婦長をつけて送り込むほか、事態の好転をもたらすすべはないと思う。

17 ロンドンの病院が救貧院病院に看護婦を供給することはできないのかと、私は度々《たびたび》たずねられてきた。ロンドンのすべての病院が看護婦を訓練教育する学校をもっているとしても、実際はもっていないが、またすべての訓練看護婦は救貧院病院のために存在するとしても、もちろん実際にはそうではないのだが、ロンドンの病院はロンドンの救貧院病院に看護婦を供給できないのである。自分の病院にも供給できないのである。現在のところ需要は供給をはるかに上まわり、今後の何年間かもそうであろう。

18 委員会当局はおそらく、私が、（そして、これは私個人の経験であるばかりでなく、看護婦訓練の分野で何らかの仕事をしている私の仲間の誰しもの経験であることからすれば）われわれが、いったいどれほどしばしば公立ならびに私立の施設に対して「そちらに看護婦を提供することはできません。私たちは看護監督や看護婦長ならそちらのために訓練してさしあげられるでしょう。ですから、あなたのところで自分の施設のための看護婦を訓練しなさい」と答えなければならなかったことか、少しもご存じないのではないだろうか。

19 もうひとつ、少しもわかってもらえないことがある。それは優れた医師が自分の行なった治療の結果に誇りを抱くのと同様に、優れた看護婦も自分の行なった看護の結果に専門職者としての誇りを抱く、ということである。《現在》、病院の建物にも管理にも機械設備類にも多くの欠陥《けっかん》があり、それらはいずれもよい看護を不可能にさせている。優れた看護婦は自分の働きが無駄《むだ》になるのを好まない。よい看護婦であればあるほど、この気持ちは強くなる。コレラ突発《とっぱつ》のような一大非常事態には人間尊重《ヒューマニティ》の精神がこの気持ちよりも優位となる。しかし私は、自分の看護活動を無益に、あるいはほとんど無益に終わらせるような状況に立ち向かって、絶《た》えず繰り返しで永遠に無益な活動を重ねていきながらも、よい看護婦がそれに屈しないでいるのが、人間の本性であるとは信じない。彼女の仕事は周囲の他の看護婦のそれと同様にだらしなくなる。このようにして自分のした仕事を無駄《むだ》にしてしまう優れた看護婦は、石炭を消費しながら列車を引かないで終日線路を行ったり来たりする蒸気機関車よりも、はるかにはるかに気の毒である。

20 おそらくは、もはやつけ加える必要はないと思うが、看護婦は他の労働者と同様に、市場価値に見合った報酬を受けるべきであって、しかもそれは年々上昇している。

21 聖トマス病院(6)におけるわれわれの看護婦訓練学校の方針は、できるだけ多数の女性を訓練し、資格証

(6) 聖トマス病院〔St. Thomas' Hospital〕。ロンドンにある英国で最も古くて著名な病院のひとつである。この病院とナイチンゲールとは縁が深く、彼女はことあるごとに相談を受けて助言してきたが、一八六〇年のナイチンゲール看護訓練学校開設にあたっては、聖トマス病院からの全面的な協力を受けることになった。学校は病院内に設けられ、病院は実習病院となり、教師陣も病院から得た。

明を与え、賃金に関してのみならず仕事の成功を左右する施設や設備に関しても、彼女たちにとって最も有利な契約のもとに就職先を見つけること、である。

22　誰でも看護婦訓練学校という仕事を試みてみるならば、多年にわたってじっくりと腰を落ちつけてこの仕事をせざるをえないこと、困難は訓練した看護婦のためによい地位を見つけることにあるのではなく、需要に応えて、あるいは需要の一〇分の一にでも応えて供給することにあるのだということに気づくであろう。

23　現時点では、訓練看護婦からなる完全な一組のスタッフを提供することは不可能であるので、その他の唯一の開かれた道といえば、どこかひとつの救貧院病院の看護監督（マトロン）のもとにスタッフを完全にそろえる努力をし、このスタッフに他の救貧院病院のための看護婦を訓練する仕事を特別に義務づけるやり方しかない。

24　さもなければ、前記に必要なのと同じほどの数の有能な監督看護婦ないしマトロンを各救貧院病院にひとりずつ（もしくはそれ以上）配置して、彼女たちがそれぞれのところの看護を改善すべくベストをつくすとみなし、最終的には多少の訓練を受けた充分な人数の看護婦がそろえられ、結果として適当な看護組織が実現する、と期待するかしかない。

25　しかし、前にも述べたように、私は、この期待はほとんど望みなしだと思っている。それはまさに心をふるいたたせている多数の女性――つまり大金《たいきん》――を放り出すようなものであるとみている。この場合、看護婦は胸を張《は》り裂《さ》けさせるか、それとも自分の任務を怠《おこた》るか、そのどちらかに決まっている。

26　そればかりか、われわれの耳にあまた聞こえてくる「実例」は、最良の道どころか最悪の道を進んでいる。

27 路地裏《ろじうら》や長屋《ながや》などにあっては、そこに住む家族は、常にだんだんと、その路地裏ないし下宿屋《げしゅくや》のなかの最も不潔な家族に染《そ》まって下落《げらく》していくものであり、最も清潔な家族のほうに染まって上昇していくことはない。

28 看護婦が自分の勤めているところの管理運営より優れた存在である場合、まさにこのことがあてはまる。

29 精神と勇気と仕事とを持ちこたえるには——つまり看護婦としての完全さを目ざすためには——看護婦たちは必ず自分より優れて《いる》上長《じょうちょう》の下に置かれなければならない。

30 したがって、どこかの救貧院病院の看護組織全体をまず正しいレールに乗せるためには、つぎのことが非常に重要であり、私としてはこうするよりほかにすべはないように思える。すなわち、どこかひとつの救貧院病院のスタッフと組織とを最初から完全に整える。そして、そこが他の救貧院病院へ看護（あるいは現行のものよりもよりよい看護）を供給する、いわば中間コースのような役割を果たす、というものである。

31 この案が採用されるとして、そしてロンドンの大きな行政教区ないし教区連合のどこかがその仕事を引き受けてくれるとして、われわれはまず第一に、訓練された看護監督と彼女の下に配置するかなりの数の訓練された婦長とを手に入れる努力をしなければならない。

32 このスタッフたちは自分たちが送り込まれた救貧院病院に、全体として、訓練されかつ組織された看護のシステムを即座に導入するであろう。

33 《もちろん彼女たちは、その下で働く看護助手を必要とする。》

34 また監督は同時に、見習生とするに適した女性を見つけられるだけ多く集めて、その訓練に着手するであろう。

35 すでに述べたように、現在のところ看護婦の需要は、訓練に適した女性の供給をはるかに上まわっている。

36 しかし、このような状態がいつまでもずっと続くとしたら、それは需要と供給の法則に反することになる。

37 にもかかわらず、私はこの仕事（他のどの仕事でも同じであるが）をしていくうえで当然予想される困難に言及《げんきゅう》しておくことが正しいと思ったのであった。しかしながら、この仕事においては（他のどの仕事でも同じであるが）着々と仕事をしていきさえすれば、あらゆる困難にもかかわらず進歩がなされていく。これらの困難は新たな進歩改善には当然の付きものにすぎず、困難を除いていくためには時間と世論の援助、すなわち啓発された人々の世論の援助が必要である。

二、訓練看護婦の供給を促進する方法

38 ひとつの大きな救貧院病院の看護を引き受ける実力あるスタッフが手に入ったとして、またそこの監督が看護婦の訓練を開始するとして――。

39 さてつぎの問題は、いかに訓練をするかである。

40 この問題に対する答えは、われわれの経験から出てくる。そこで、それを基に考えると、つぎのようなシステムないしシステムのようなものが採択されることになろう。

41 このシステムは、あらゆる実際的な目的に充分応えてきたものであり、必要なだけの数の患者と訓練のための陣容《じんよう》とがそろいさえすれば、救貧院病院でもおそらくうまく運営されるであろう。

42 《ここに私が重要だと考えることを追加しておきたい。特定のひとつの救貧院病院の看護サービスを組織づくるということ、これはとりもなおさず日常の看護サービスがよくなるという利《り》をもたらすが、それのほかにつぎのような利をもたらす。すなわち、当然ながら先任順ではなく、高い実績や際《きわ》だったよいサービスを判断根拠にしての選抜を行なうことによって、昇進の期待を提供できるであろうという利である。昇進に際してはサービスに従事した期間の長さは考慮されるであろうが。

43 私としては、この点の示唆《しさ》にはこれ以上踏み込むまい。なぜならば管理当局の干渉《かんしょう》があると予想できるからである。と同時に、そこまで踏み込むのは私の職分《しょくぶん》ではない。》

44 それでは本論にもどるとして、さて訓練のための陣容《じんよう》がそろったとして、すなわち有能なマトロン、援助する意志のある医師、しかるべき物質的条件などが整ったとして、たぶん誰がするとしても、「ナイチンゲール基金」[7]によって行なわれている聖トマス病院およびキングズ・カレッジ病院[8]における看護婦の入学と訓練のための規則にのっとった構想で行なう以上のことは、まず考えられないであろう。聖トマス病院の見習生看護婦は一般看護業務の訓練を受けており、キングズ・カレッジ病院では特に助産と産科看護の訓練がなされている。

45　訓練過程にはつぎのような段階がある。

46　入学を志願する女性は、願書のすべての項目に記入しなければならない（付録一）。願書は請求すれば聖トマス病院のマトロンから受け取ることができる。

47　付録二は規則であり、志願者はこれにもとづいて訓練を許可される。

48　一ヵ月間の試験期間を経《へ》て一ヵ月間の訓練を受けたのち、その女性が看護にふさわしい素質と性格を示し、また彼女自身訓練を完了したいと希望すれば、付録二のあとに印刷されている契約書（付録二a）にもとづいて契約することが要求される。この契約書は少なくとも四年間は病院サービスに従事することを彼女に義務づけている。これは訓練に要する費用と訓練から彼女が得た利益に対して委員会が求めるただひとつの償《つぐな》いである。

49　「職務」の一覧表（付録三）は、見習生の指針となるおよその教授内容として、彼女たちが業務に入るときにひとりひとりの手に渡され、見習生はこの表の職務についてマトロンや「シスター」（婦長）に点検をしてもらうのであるが、これについては、このすぐあとで言及する。

50　付録四は、昼間および夜間の時間表であり、見習生は全員これに従うことが要求される。

51　ここには起床時間、病棟にいる時間、食事時間、課業時間、休み時間などが記載《きさい》されている。

52　助産婦訓練の性質からして、聖トマス病院における規則下の病棟と同じシステムをキングズ・カレッジ病院の産科病棟に持ち込むのは実際的ではない。

53　助産婦に要求される職務についての授業も看護婦とはまた別であるが、見習生の選択と訓練の原則ならびに方法、および入学や業務の条件はほとんど同じである。

54　ロンドンの救貧院で毎年多数の女性が分娩《ぶんべん》している事実からみて、私がつけ加えておきたいのは、救貧院にはキングズ・カレッジ病院あるいはロンドンないし連合王国のいずれの分娩施設におけるよりも、はるかに有意義な助産婦学校がつくれるのではないかということ、また、助産婦をそのように育てれば、彼女たちによい給料を出す淑女《しゅくじょ》委員会やその他の施設（主として慈善施設）が現にかなりの求人をしているということ、である。

55　ひとたび聖トマス病院に入学すると、見習生はひとつの病棟を受け持つ婦長（病棟「シスター」）のもとに配属される。病棟「シスター」は病院から受け取る給料のほかに、「基金」からこれら見習生を訓練する仕事に対する報酬を受ける。病棟「シスター」がしかるべく訓練できる見習生の数は、その病棟の大きさや区分配置、ベッド数などによってもちろん左右される。

56　病棟「シスター」は全員、ひとりの有能なマトロンのもとに置かれ、マトロンはその他の職務に加えて見習生訓練の監督をするが、この仕事に対しても、聖トマス病院のマトロンとしての給料に加えて「基金」からの給料が支払われる。

57　見習生の病棟における訓練は、このように病棟「シスター」とマトロンのもとで実施される。

（7）　ナイチンゲール基金〔Nightingale Fund〕。一八五五年に、ナイチンゲールの今後の仕事を援助する目的で設定された基金で、クリミアでの彼女の働きに感動した人々が委員会を組織して募金にあたった。四万五千ポンド以上が集められ、その活用はナイチンゲールに一任された。彼女はこの基金によって、聖トマス病院内のナイチンゲール看護訓練学校（一八六〇年）と、キングズ・カレッジ病院内の助産婦訓練学校（一八六一年）とを設立したのである。

（8）　キングズ・カレッジ病院〔King's College Hospital〕。ロンドンの有名な病院で、ナイチンゲールは一八六一年にこの病院のなかに助産婦訓練学校を設立した。しかし六年後にはこの産科病室に産褥熱が大流行したために、学校も閉鎖されることになった。

58　効果的な訓練を確保するために、各病棟「シスター」には付録五のような形式の綴込《とじこ》み帳が渡される。その内容はだいたいにおいて入学時に見習生に渡される付録三の職務表と一致している。

59　病棟「シスター」の綴込み帳の各欄は週に一度、相当する評価点で埋められる。

60　いわゆる病棟訓練の他に、内科ならびに外科の分野の職務もいくつかあり、見習生はそれらについて実際的な指導を受ける。この指導は病棟医〔resident medical officer〕により臨床あるいはその他の場所で行なわれ、その医師は当然のことながら病院の常勤医師としての給料のほかに、その仕事に対して「基金」から報酬を受ける。

61　聖トマス病院にはよく知られた医学校があるが、そこの教授たちのうち何人かは自発的に、また無報酬で、彼らの専門とする職務に関する科目を見習生に講義してくれる。すなわち、空気、水、食物などに関連づけての化学の初歩、生体の主要機能についての知識に関連づけての生理学、内科ならびに外科の題目での一般講義、などである。

62　キングズ・カレッジ病院では、助産術の特別訓練をする期間に、助産術および女性と子供の病気に関連した事柄《ことがら》について教授がなされている。

63　病棟「シスター」は「見習生」の進歩を毎週記録するよう要求されるが、一方、見習生のほうには自分たちの毎日の病棟での仕事を記録しておく義務があり、その記録に自分の職務報告を毎日書く。彼女たちはまた疾病《しっぺい》、傷害、手術の特別な事例について、その事例に見られる毎日の変化を記録し、また看護婦が知る必要のある管理上の日々の変更も記録するよう要求されている。

64　こうした綴込《とじこ》み帳とは別に、各見習生は講義のノートをとる。

65 見習生の手になるこれらの記録はすべて慎重に検討され、その見習生の能力について重要な示度《しど》を提供するものであるとみなされる。

66 付録Ⅰの記録簿は聖トマス病院のマトロンが保存するものである。これは病棟「シスター」の綴込み帳、つまり付録五と一致し、訓練年度間を通じて月ごとに記入するように欄ができている。

67 年度の終わりに、すべての記録を「ナイチンゲール基金」の委員会が慎重に検討し、それによってその看護婦が受ける評価は、訓練が彼女に実際にもたらした結果とほとんど一致したものとなる。

68 われわれは、彼女たちに印刷した証明書は渡さない。ただ前記の記録簿に有資格看護婦全員の名前を載《の》せるだけである。彼女たちが自分の資格を不正に使うのを防ぐ意味で、この措置がとられた。看護婦がその資格に付帯《ふたい》する報酬を受けるに充分価《あたい》した時点で、委員会は秘書局を通じて彼女と連絡をとり、金銭を支払う。

69 このような訓練システムを運営するのに必要な要素は、つぎのようである。

70 a よい病院ないし救貧院病院。

71 b 有能な訓練マトロン（われわれの頭のなかにある有能な訓練マトロンとは、病院のリネンとハウスキーピングとを監督する仕事に、まったくあるいはほとんどかかりきっているような女性のことではない。われわれのいう有能な訓練マトロンとは、その施設の長としての彼女の職務が何であれ、第一に、そして他のあらゆる職務に優先させて病人の看護を監督するという職務を遂行する女性である）。救貧院ではマトロンは単なるハウスキーパーにすぎない習わしがあるので、訓練および看護のためのマトロン（英王国内の最大級の救貧院病院のひとつに現在承認されているような）、そして訓練をする能力のあるマトロン、を別に置かなければならない。彼女が訓練できる看護婦の数は、主として病院の構造がどうであるかによって決まるが、また彼女の下で仕事をする「婦長」、すなわち「病棟シスター」の能力によっても左右される。

72 c 有能な「婦長」。

73 有能な婦長が任命されたならば、あるいはそれが可能であれば、彼女たちは訓練マトロンに対して責任を負わねばならない。訓練マトロンは、いかなる場合も救貧院マトロンに対しては責任を負《お》わない。しかし、もちろん救貧院の病院マトロンはいなければならず、その下にハウスキーパーを置く。この病院マトロンが救貧院マトロンを兼《か》ねてはならない。

74 婦長は有能な訓練者でなければならない。適切に建築されている病棟では、ひとりの婦長はたぶん四人の見習生を訓練できるであろう。

75 いうまでもなく、訓練マトロン自身がただひとりの婦長である場合は、彼女はひとりの婦長に訓練可能な見習生の数しか訓練できない。

76 ひとりの看護婦に対してわれわれが訓練を行なう期間は一年であるが、やがて他人を訓練する側に立たねばならない者に対しては、二年間の訓練を行なうほうがよいと考えている。

77 訓練および看護のマトロンは、救貧院病院の運営当局ないし運営当局がその目的のために任命した何らかの委員会に対して責任を負うべきである。

78 訓練が行なわれている病院の医師たちが、講義や臨床指導に携《たずさ》わることによって、自分たちのできるだけはその訓練を援助しようとするのは当然である。

79 訓練が終了すると、すべての看護婦は運営主体ないし救貧法実施当局から前述の方法で証明を与えられるであろう。

80 こと訓練という問題に関しては、ある訓練システムが成功するかどうかは、訓練看護婦、すなわち他人を訓練する能力のある看護婦を得られるかどうかに、まず左右される、と重ね重ねいわれてきている。

81 もしもよい訓練マトロンがどうしても見つけられないのであれば、その場合は有能な女性をひとり選び出し、彼女を訓練を受けに送り出すのが最良の策であろう。

82 実際どの点から見ても、救貧院病院の看護という仕事を完全なスタッフをそろえて開始するのが最も望ましいであろうが、目的にとって最適と考えられるどこかひとつの救貧院病院において、訓練という仕事から始めるのも、それと同じくらいよい方法である。

83 キングズ・カレッジ病院の看護監督は、かねてからキングズ・カレッジ病院の仕事に加えてチャリング・クロス病院を手がけていたのであるから、どこかの救貧院病院の看護と訓練とをたぶん引き受けられるのではないか。

84 適当と考えられる時期が来たならば、首都の救貧院病院全部に対してひとりの訓練を受けた総監督を配し、彼女が救貧法実施当局に対して直接責任をもつようにするとよい。この総監督の下に各救貧院病院の全マトロンおよび全看護婦が置かれることになるわけである。看護婦を選ぶのは、この総監督である。その選ばれた看護婦たちが他の看護婦を訓練しなければならない。（この総監督は自宅に暮らす〝監督者〟であってはならない。彼女は自分の本拠であるところの、訓練学校が置かれている筆頭救貧院病院内に住むべきである。）

85 いうまでもないが、汚《けが》れなき人格を持ち合わせていない女性は、かりそめにも看護婦として入学を許されることはない。罪を悔《く》いる者を雇《やと》い入れるには救貧院病院は最もふさわしからぬ場である。

86 おそらくこう考えられているのであろう。⑴よい看護婦に対して私が要求する条件のなかには、彼女が女性としても看護婦としても《完全である》べきだということが含まれている。ということは、そのような人を見つけ出すのはロック鳥[9]の卵を探すようなものである。⑵二五歳以上の女性で、今われわれが必要としているような人格を備えた人は、すでによい地位についているか、あるいはいずれにせよ、その将来は病院看護に入ってくるようなものではないであろう。

87 私はこれに対してこう答える。⑴私が女性たちに要求するのは、彼女たちにありのままでいてほしいということである。私の要求は実現不可能な、あまりにも高い基準をねらっているのではない。明らかに不適当な者を除外しようというのである。

88 ⑵前記をふまえて控《ひか》え目にいわせていただくと、自分でパンを稼《かせ》がなければならない女性が二五歳過ぎてから、その年齢以下ではできないような職業に新たに就《つ》くようなことはありそうもない、というのが問題の要点ではない。それどころか、施設や個人の家庭で仕事をする、保母やマトロン、その他あらゆる種類の「信用できる」雇《やと》い人の地位を提供して、「二五歳過ぎ」あるいは「三〇歳過ぎ」の女性を対象に広告を載《の》せていない新聞は見当たらないくらいである。問題の本当の要点は、自分でパンを稼《かせ》がねばならない女性は二五歳を過ぎると一年にわたる訓練をあらかじめ受けねばならないような勤め口を探すわけにはいかないということにある。このことは、しばしば見落とされているが非常に重要であり、したがって看護婦を訓練する病院すべてが備えているべき《必須条件》は、本当によい見習生が得られたならば、彼女たちに一年の訓練期間中に給料を与えるということである。

89 私は身体の健全な貧困者の女性を看護婦として訓練してもよいかという質問に対し、何か言わなければならないと思う。

90 私は、別の質問をすることによって、この問題に答えようと思う。真面目で《ない》、正直で《ない》、信頼に価《あたい》《せず》、また信用でき《ない》、規律を守《らず》また清潔で《ない》、性格がよく《なく》また健康がよく《ない》、などのどれかにあてはまるので、つまり、これらのどれかないし全部の点において欠けるところがあるために救貧院に収容されている女性たち、そして少なくとも大都市の救貧院ではほとんどすべてがそういう女性たちなのであるが、その女性たちのなかから、おそらくは他のどの職業よりも真面目、正直、信頼価値、信用、規律正しさ、清潔、よい性格、健康などをいっそう必要とする職業に適した者を見つけ出せると期待できるだろうか。

91 見込みがあるだろうか。

92 地方の教区連合でよりよい人材を見つけられる可能性はある。

93 しかし、ここにひとつ別の試案があり、それについて以前私は調査をして意見を出すよう要請を受けたことがある。私はそうした。

94 その試案とは、たくさんある教区連合学校[10]のなかから、看護婦としての訓練を進んで受ける気持ちが

---

(9) ロック鳥の卵〔roc's egg〕。ロックは東方神話に出てくる伝説上の巨大な怪鳥。象を食べたともいわれる。転じて、「ロック鳥の卵」は、話の上だけで実際には存在しないもの。

(10) 教区連合学校〔union school〕。英国において貧民救済法を施行するためにいくつかの教区をまとめて教区連合としたが、その教区連合が主体となって設置した貧民の子弟のための学校であると思われる。

あり、またそれを受けるに適した少女たちをかなりの数見つけられないものだろうか、というものである。

95 いま言ったように、私は少なからぬ調査を行なった。

96 教区連合学校の少女たちは、ふつう一四歳から一六歳の間に奉公《ほうこう》に出される。

97 この年齢では、彼女たちを直《ただ》ちに救貧院病院やその他の病院に送り込んで、他の見習生とまったく一緒にやらせてみる、それも特に男子病室に送り込んだりするには、あまりにも若すぎる。

98 しかし適当な女性指導者のもとにいろいろな手はずや準備ができさえすれば、彼女たちが病人食料理法や掃除、針仕事、病院付添人《つきそいにん》の日常の仕事など、召《めし》使いのための訓練学校で教えているようなことを身につけ、彼女たちの間からやがて成熟した病院看護婦が育ってくるまでは、そうして身につけたことを子供の病室や女性病室で役に立たせる、というのであれば、決して若すぎるということはない。

99 前述のような条件のもとに家事サービスかあるいは病院看護かのどちらかを選ぶのに、一四歳から一六歳という少女たちの年齢は決して若すぎはしない。

100 そもそもすでに述べてきたような、看護婦訓練学校としての大規模な救貧院病院がありさえすれば、そこに前述の少女のための実業学校を付属させるのは簡単であろう。

101 救貧院病院の訓練マトロンは、これら少女たちすべての長でなければならない。彼女の下に、「ホーム」における同様に少女たちに特別の責任を持ち、また彼女たちに仕事を割り当てる有能な女性をひとり置く。

102 もちろん費用のことから、この提案に対して反対が出るであろう。少女たちを全部追い出し、すぐ奉公させるほうがずっと簡単なのは確かである。

103 しかし一方、現在はよい看護婦の人材が極度に不足している。ここにその人材があるではないか。こうした少女たちは、よい病院看護婦になるよう訓練されれば、一四や一五で家事サービスにつく少女たちが、これまでに取っているよりも、ずっとよい給料を取るであろう。それに彼女たちが誘惑に陥《おちい》る可能性もずっと少なくなるであろう（若すぎるうちに奉公に出された少女たちが、誘惑に負けた結果、救貧院に送り返されてくることがよくある）。一般の病院が救貧院病院に看護婦を供給するのに代わって、救貧院病院が一般の病院に看護婦を供給できるようになるときがやがては来るかもしれない。加えて訓練を受けている期間のこの少女たちの労働の価値も無視できないであろう。

104 あらためて言うまでもないが、ここに示したようなことを実行に移すという提案が受け入れられるならば、私としては喜んで力の及ぶかぎりの助力をしたいし、同時に手持ちのいかなる情報をも委員会に提供したいと思う。

三、病院管理と効果的な看護との関係

105 看護婦が自分の任務を遂行《すいこう》する際に、上に頂《いただ》く病院執行部の体質がどうであるかは、訓練看護婦を供給するという問題と同じくらい重要である。なぜならば、この点について納得《なっとく》がいかないかぎり、よい看護を実現させるのは不可能だからである。

106 この問題を扱うにあたり、私は何よりも先にこう言っておこう。訓練看護婦を何人も救貧院病院に送り込み、そこの救貧院院長あるいは救貧院マトロン、あるいはまたそこの医師などの監督と指導のもとに仕事をさせるのは、まったくのところ大切なお金を捨てるようなものである、と。

107 これは私の意見なのではない。事実であり体験なのである。

108 救貧院病院組織、あるいはそもそも組織などないのかもしれないが、その組織のなかのこの部分、つまり執行部の「原罪《げんざい》」ともいえるものが、つぎの二つである。

1　執行部の体質

2　執行部が機能するにあたり、その下に置かれる看護人材の体質

109 救貧院における病人の世話に関しては、いまだかつて特別の準備がなされたことはない。救貧院では病人を収容することはいわば偶然の出来事であり、たまたまそれが病人であったというだけのことである。

110 救貧院にいる身体健全な貧民が受ける援助は、健康に生きていくために最低限必要な援助に限るという点では、法律は完全に正しい。ある階級の人々が被救済民へと堕《お》ちていくという不変の傾向に対しては、何らかの阻止《そし》案が講じられなければならない。この必要性については、各地のあらゆる救貧院の管理上多少なりとも常に意識されている。

111 しかし病人を治すためには、まさにこれと正反対の条件が必要であり、目的もまた正反対である。われわれは病人を治すことによって病人自身およびその家族が被救済民に堕《お》ちるのを予防することができる。被救済民が生じるのを阻止《そし》する方法をもって病人を治すことはできない。貧しい人間は病気になっ

たその瞬間から、事実上、被救済民の発生を阻止するための諸方法の合法的対象ではなくなるのである。その反対に、最良の方策と経済は、その人間が自分の仕事に再びつき、地方税を費《ついや》す存在ではなくなるよう、できるだけ速《すみ》やかに彼の病気を治すことである。

112　この原則はきわめて明らかであるから、われわれは救貧院病院の看護の進歩を可能にするためにこそ、この管理を改善しようとしているのだということを、特に認識させねばならない事情さえなければ、ここに述べる必要もないのである。

113　最良の救貧院院長は、彼が被救済民の蔓延《まんえん》に立ち向かっていく、その大いなる有能さのゆえに、優れた看護スタッフのうえに置くには最悪の長であるといえよう。

114　《のみならず、救貧院病院と救貧院とのあいだには、救貧院病院と鉄道施設とのあいだほどの現実的な関係もまったくもって存在しないのである。》

115　実のところ、救貧院において院長に実力があればあるほど、彼は病院管理者というまったく別の任務を引き受けるには、いっそう適任ではなくなってしまう。

116　看護婦である有能な監督にスタッフを持たせ、救貧院病院を任《まか》せてみるがよい。救貧院院長はたちまちにして、慎重に遂行されていく新しい種類の仕事に直面せざるをえまい。そうした仕事についての見解や知識は、救貧院院長が病人のためにという名目《めいもく》でそれまで習慣的に行なってきたことすべて、また救貧院院長が病人の世話と安楽にとって必要だと考えていたことのほとんどすべてに対する揺《ゆ》るぎなき抗議となろう。

117　これもまた理論ではない。すでに経験されたことを数語で述べたにすぎない。管轄《かんかつ》権と執行権との衝《しょう》突《とっ》は、これまでにもあったように常にあるであろうし、何が必要で何が不必要かについての意見の相違もいつでもみられるであろう。病人は苦しみ、最後には救貧院院長か看護監督かのどちらかが辞任しなければならないか、あるいは解雇《かいこ》されることになろう。

118　救貧法当局が最近行なった調査のなかで、ある経験豊かな病院管理者を唖然《あぜん》とさせている要点は、その調査で非常に重んじられている個々の事例ではなく（これらの事例もまたたいへん唖然とさせるものではあるが）、最高といわれる救貧院マトロンや最高といわれる救貧院院長、またその他の救貧院の職員たちが、自分たちの任務をどう考えているかを自らの口で（はっきりと）語った見解であったのである。彼らの理解は、（私ひとりだけでなく、キリスト教徒全体によって）通常考えられている病院の監督という任務とはほとんど関係のないものであり、それはちょうど鉄道の監督の任務についていだかれるものと同様であったのである。

119　貴下の委員会は、おそらくパリの《貧民救済事業本部》〔Assistance Publique〕の管理に精通《せいつう》されていると思われる。それを支配している組織あるいは無組織とでも呼べるものについて、そこの当事者がどう考えているかを想像するには、想像力を無理にたくましくする必要はない。

120　もちろん私はここで「地方自治体」や中央政府、あるいはその他の統治体の組織について言及《げんきゅう》するわけではない。それは私が論議する分野ではない。よそのキリスト教国ではどこでもしているように、老人のための養育院、病人のための病院、精神病者収容所、教区連合学校などなどを、それぞれしかるべき管理のもとに置き、強壮者《きょうそうしゃ》はこれらのいずれともまったく別に扱《あつか》うやり方をとらずに、老人、虚《きょ》弱者《じゃくしゃ》、病人、強壮者、精神病者、また時には子供までを同じ建物のなかに詰《つ》め込んでいることについて、私は言及したいのである。

121 この問題点は効果的な看護組織を導入して成果をあげさせるうえで致命的に重要であるから、私はもうひとつ別の事情を述べて説明しよう。

122 もし将来、首都の救貧院管理が現存する民間病院と連絡したかたちで行なわれ、それら病院の管理者たち、委員会、支配人、書記官、出納官《すいとうかん》などが、自分の病院で病人を管理するのと同じ原則に即して強壮者に関しても救貧法を執行しようとするならば、いったいどんなことになるだろうか。

123 この質問自体がそれに答えている。というより、これは「問われるべきではない質問」である。病人を治すために必要な管理は、被救済民および救貧税を減らすために必要な管理とはまったく異なる。したがって、同じ原則に即して両方を行なうのは完全に不可能である。いずれかの目的で開始して両方を結びつけようとしても必ず失敗し、「虻蜂《あぶはち》とらず」になる。

124 この異議は、当然ながら病人がたくさんいる教区連合や行政教区に対する場合に、最も強力である。病人の少ない地方の行政教区では困難はさほどなく、それらは他のやり方で対処されるであろう。ここで問題にしているのは首都の救貧院病院であり、また首都以外でも大きな教区連合の救貧院病院であり、それらのなかにはロンドンの最大級の病院よりも多数の病人をかかえているところがある。

125 そのようなところで病人管理と看護のための組織が充分効果的であるためには、救貧院の被救済管理とは切り離して病人管理の組織をもつことであろう。

126 救貧院にも民間病院の管理担当官たちが行なうのと同じような仕事をする独立した管理部門が必要である。そして、その部門の下に、私が後であげる条件を備えた看護組織が置かれるべきなのである。

127 しかしながら、こうした独立したかたちの救貧院病院管理に対しては、わかりきった異議が出てくる。すなわち費用がかさむというのである。いかに病人の数が少なくても、ロンドンだけで三九の教区連合と行政教区のひとつひとつに管理担当官一組ずつ、看護監督、などなどがそれぞれ必要となるであろうから。

128 現在では優れた病院長、優れた監督や婦長、その他あらゆる種類の優れた病院職員は、きわめてまれにしかいないばかりか、たいへん高くつく人材である。

129 よい建物もまたそうである。

130 これから考えると、費用を抑えるためには、救貧院病院をできるだけ合体させるべきであるということになる。

131 ひとりの病院長とひとりの看護監督（マトロン）とが、五〇人の病人をみるのと同じくらいに（あるいはそれよりよく）、五〇〇から九〇〇あるいは一〇〇〇人の病人の責任を負《お》っての仕事をするであろう。また、各人の時間を仕事で埋《う》めつくし、無駄話の時間を与えないことが病院作業の基本的要点であることからも合体がすすめられる。

132 と同時に、もしわれわれが能率をよくしたいと願うならば、病人数が少ないよりも多いほうがひとり当たりの費用が少なくてすみ、ハウスキーピングも大規模に行なうほうが経済的で、また労働の分業化は金銭を節約する、ということなどはわかりきっている。結局のところ、非能率ほど無駄なものはあるまい。

133 どの程度の合体をもたらすべきかは、私の考えることではない。しかし、救貧院病院の貧しい病人の状態を民間病院の貧しい病人程度のものに引き上げようとするのであれば、これは問題の最も重要な要素であり、必ず取り上げられなければならないことである。そして現に、この調査が動き出すのを指示するにあたっての救貧法当局長官の主なるねらいのひとつは当然ここにある、とわれわれは思っている。

134 経験ある管理者たちは、これまでに述べてきたなかで私が看護スタッフのためを思って独立を暗示したり、統制を受けない病院執行部を求めたりしているなどとは、よもや思うまい。

135 そうではなくて、私が言いたいのは、救貧院病院の財政上の問題や一般監督および全体的管理などの責任は、当局あるいは委員会、すなわちその当局ないし委員会の責任者である管理担当者、つまり院長に帰属《きぞく》させよということであり、看護や内部管理や看護婦の規律などに関する全責任は、その名称は何であるにせよ、とにかく看護スタッフのひとりの女性の長に帰属させよということである。

136 このことの必要性もまた、意見などではなく事実であり経験である。この問題、すなわち確立した看護の組織が病院の管理当局に対して責任を負うという関係について、私はもう少し詳しく述べてみたい。

137 マトロンあるいは看護監督は、自分自身の仕事の能率について、また彼女に属する全看護婦および召《めし》使いの能率について責任をもたなければならない。医師に関しては、病人の治療についての医師の指示が正しく実行されることに、彼女は責任をもつべきである。

138 マトロンあるいは看護監督は病院の管理当局に対して、自分の部下の看護婦たちの行状《ぎょうじょう》、風紀《ふうき》、職務につき、自分の配下の病棟の風紀につき、病棟の清潔につき、病人の世話と清潔、病棟の適切な換気と保温、食事と与薬、浣腸《かんちょう》実施等につき、またたとえば小包帯交換などの実施につき、リネン類や寝具等、そしておそらくは患者の衣類の世話などにつき、責任を負わなければならない。

139 職務の各段階において遂行《すいこう》されるべき仕事については規則に定めておくべきであり、病院の医療部門ないし管理主体が要求する権利をもっているのは、その規則に定められた仕事が忠実に遂行されているかどうかという点についてだけである。

140 怠慢《たいまん》や仕事放棄《ほうき》は飲酒その他の不品行《ふひんこう》と同じく規律を破るものであり、好ましい結果をもたらすようそれらを処理する方法といえば、救貧院病院のマトロン（看護監督）に報告するほかにはない。

141 たぶん繰り返しになるであろうが、監督自身は組織化されている病院執行部に対して責任を負うべきであり、彼女の部下である看護婦および召使《めし》いは、各自の仕事を遂行するにあたり、この監督ただひとりに対して責任を負うべきである、といっておく。

142 組織上の執行部が、自分たちが看護監督に専用を是認《ぜにん》したその監督室に居《い》すわることは、何らよい結果をもたらさない。

143 看護組織の長と彼女の部下の看護婦たちとのあいだに何者かが介入することは、何らよい結果をもたらさない。

144 問題が何であれ、あらゆる不満は直接監督のところにもっていかれるべきであり、それが看護婦や召使いの誰かのところに行くようなことがあってはならない。

145 監督はまた自分の仕事の結果について責任を負うのであり、仕事の仕方について負うのではない。

146 もちろん、もし監督が自分の判断と自由裁量とに任《まか》された執行力を行使しないとすると、その場合には管理当局の合法的職務が干渉《かんしょう》してきて、彼女を免職する。

147 この点を特に強調しておくことが非常に重要である。なぜならば、看護組織がその規律の面について病院の医師ないし院長に対して責任を負うようにしてある体制が往々《おうおう》にして見られるからである。

148 そのようなシステムを導入しようとする試みは、新たにはめったになされないであろうし、すればするで、これまで何回も繰り返されてきたように新たな失敗に終わるであろう。規律の問題に関しては、女性のみが女性を理解できるのである。

149 病人に関して、看護婦向きであると思われる指示を出すのは、医師の職務である。そして彼の指示に従い、あるいは指示を了解してそれを実施するのは、疑いもなく看護婦の仕事である。

150 単純明解な規則、つまり看護婦は病人の取り扱いに関するあらゆる事柄については医師の指示の下に置かれ、あらゆる規律上の事柄《ことがら》については完全に女性の監督（マトロン）の下に置かれ、医師はその監督に看護婦の職務怠慢《たいまん》の事例を全部報告しなければならない、という単純明解な規則はきわめて重要である。最初にこの二種類の支配の限界についての定義を明確にし、記録しておくべきである。

151 しかし医師も、またその他のいかなる男性の長も、看護婦の不従順を罰する権限はもつべきではない。医師の職務はすでに述べたとおり、病院の管理当局に対して責任をもつ女性の長に事例を報告することをもって終わるべきなのである。

四、効果的な看護のために必要な病院の構造上の配備

152 救貧院病院の風紀をよくするための必須条件のひとつは、マトロンおよび彼女の部下の看護婦たちは病院の建物の構内に彼女たち専用の宿舎をもつべきである、ということである。監督にせよ婦長にせよ、また看護婦、夜勤看護婦あるいは掃除婦にせよ、患者の周辺に雇用《こよう》される女性はすべて、この建物以外の場所に寄宿したり泊ったりしてはならない。

153 夜勤看護婦は、日光に妨害されないような場所で眠るべきである。ひとりひとりの看護婦は、たとえ小部屋とまではいかないまでも、各自の仕切りをもつべきである。理由はいうまでもなかろうが、マトロンの権威はこの宿舎のなかで最高でなければならない。

154 優れた看護スタッフは、いろいろと不利な条件下にあっても、多かれ少なかれ満足できるように自分たちの職務を果たすであろう。しかしその一方で、彼女たちの長は、副次的《ふくじてき》な作業から彼女たちを解放して、彼女たちがもっぱら病人の世話に時間を投入できるよう環境を改善することに常時心を砕《くだ》いているはずである。なんといっても病人の世話をすることこそが、彼女たちが存在する真の目的なのであって、昇降機や水汲《く》み機械、荷物運搬用動物、蒸気機関など、教育のある人間に比べてはるかに安い費用でその労働力を買えるような物品として働くために存在するのではない。

155 このことからいえるのであるが、ある種の便利な病棟用設備は、優れた看護婦の時間を節約するため

に必要な機械力の一部として必須である。国内でも海外でも、最近建てられた病院や収容施設においてはもちろん、ほとんどの文明国の貧困精神病者収容施設、虚弱者および老人収容施設において、この種の設備が設けられているか、あるいは設けられつつある。わが国よりも労働の市場価値がはるかに低い国々にもこの傾向がみられる。

156 こうした便利な設備が一般に目的とするところは、作業を単純化し容易にすること、および監督がどのような条件下で作業がなされるべきかを知って、自分のスタッフの労働力を組織化し、かつ節約できるようにすること、にある。

157 《たとえば、昇降機を設け、また建物中どこでも湯と水が出るようにすると、患者三〇人につき少なくともひとりの付添人の労働力を節約できよう。これはほんの一例である。》

158 有能な看護婦の一団を、彼女たちが自分の職務を果たすに足るだけの備えのない建物に送り込むのはたいへんな誤りである。婦長は常時自分の病棟にいるわけにはいかない。婦長は暖炉と家具の整った小部屋をもつべきで、そこで夜は眠り（婦長は自分の病棟を昼夜ともに指揮しなければならない）、食事をし、小さな観察窓から自分の病棟を視察し、病棟記録をつける、などするのである。このほかに各病棟には流しおよび湯と水の出る設備がある家事室が必要である。そこにはパップ剤を作ったり罨法《あんぽう》の準備をしたり、食事や飲み物を温めたりなどするための小さなガス台を備える。

159 流しは病棟の小物品、たとえばコップ、受け皿、湯呑《ゆのみ》、スプーンなどを洗うためのものである。

160 病棟の便所の側には別の流しを設け、看護婦がそこへ便器のなかみや汚水、痰壷《たんつぼ》のなかみなどを空《あ》けられるようにする。

161 各病棟には、そこ専用の瀬戸物類、洗面器、受け皿つきコップなどを備えておかねばならない。

162 看護の仕事の非常に重要な部分として、リネン類の扱いがある。この仕事は必ずマトロン（監督）の権限下に置かれなければならない。この仕事のためには便利にしつらえられたリネンおよび繕《つくろ》い部屋が必要で、そこから病棟で毎日使う清潔なリネンが出され、洗濯から返ってきた清潔なリネンは、そこで受け取られ、そこで繕われ、そこへ収納される。

163 おそらくは、患者の衣類も、このなかに含まれるべきであろう。

164 もちろん各病棟には適当な数の便所、湯と水の出る洗面所および据《す》え付けの浴槽《よくそう》を設ける。すなわちこれらは、看護のために必要であると同時に、病人への正当な治療のためにも必要な便利な設備の類《たぐい》である。

165 フランスではそうではないのだが、英国ではここ数年前まで、《効率のよい》看護にかかる費用が病室の大きさや配置によっていかに大幅に変わるかということが、まったくといってよいほどに考えられなかった。

166 ひとつの病棟に置かれた三二床《しょう》なら、ひとりの婦長が充分監督できるし、ひとりの夜勤看護婦が注意深く見守れるが、この三二床が四つの病棟に分かれているとなると、それはきわめて難しい。

167 さらにいうと、もしも効率をよくしたいのであれば、仕事の配分ということが非常に大切であり、したがって、かつてどこかの規則にあったようだが、ひとりの看護婦がそれぞれ個室にいる一〇人の患者を受け持つなどということは信じ難《がた》い。彼女は昼夜ともに一〇人の患者のために何もかもをしたのか？ もちろんそれは不可能である。彼女が婦長であるならば、彼女は消耗してしまう。なぜならば、彼女は三二床を受け持つほうがよいくらい、あるいは同じ階の二病棟に分けられているのであれば六四床をさえ受け持つほうがよいくらいであるからである。同じことが夜勤看護婦についてもいえよう。もし彼女が婦長の下で働く一看護婦であるならば、彼女には何らの監督もなされず、責任を果たすことなど現実にまったく不可能であろう。もう一度いうが、もし彼女が婦長であれば、彼女は時間を無駄にとるばかりの仕事をするために呼び出されることになろう。

168 それゆえに、看護スタッフに最も無駄をもたらさないような病棟ひとつ当たりの最大ベッド数を考えることは、たいへん重要なのである。

169 現在のところヨーロッパの病院の経験から、この数は二四床から三二床の間であるとされている。私としては三二床のほうをとりたい。

170 少なくとも、健康ということに関していえば、ベッドひとつ当たりの床《ゆか》面積は、現実的には空間容積よりもはるかに重要な要素であるということが、今や一般に病院の執行部に受け入れられている。けれども、他のスタッフがそうであるように、看護スタッフも作業のためには空間を必要とするということは見過ごされているか、いずれにせよ充分に認識されていない。看護婦たちが自分の機能をしかるべく果たすためにゆったりと動ける彼女たちのための空間がなければ、救貧院病院に最も有能な看護組織を送り込んだところで何にもならない。もちろん患者が異なれば看護に求められる世話の量も変わってくる。しかし、ひとりでも看護婦のいるところでは、そこには必ず彼女のための空間がなければならない。すなわち、その看護婦がベッドとベッドのあいだを容易に通れるだけの空間がいる。ひとり以上の看護婦がいれば、その分だけいるし、そのほかにも医師と（たぶん）見習生の分がいる。

171 この問題に関してのはっきりと確認された規則はまだできていないが、最良と目《もく》される病院のどこでもが実際にしていることからみて、作業領域の問題は暗黙のうちに解決されていることがうかがえる。

172 ある病院では、明らかに病棟の健康度改善の努力をしている過程で、この問題の解決に到達した。つまり病棟の健康度改善の努力をしているうちに、よい看護が必要とする面積というものも決められたのである。

173 この問題においては、われわれは経験がはっきりと教えてくれることに従うべきである。すでに、組織的看護を導入している一般病院のいくつかを参照しながら、私がここに述べようとしているのも、それである。

174 陸軍の衛生状態についての王立委員会は、一八五七年にこの問題に注目し、首都の一流病院から信頼できるデータを入手した。つぎに記すベッドひとつ当たりの床面積は、そのデータをもとに算出されている。

	ベッドひとつ当たり平方フィート	
Royal Free Hospital	一〇五	
London	一〇四	
Guy's	一三八	最大
Middlesex	八八	
St. Thomas's (old)	一〇一	最大
St. Bartholomew's	七九	

St. George's	六九

175 これらの空間割り当てには多様性のあることが見てとれるであろう。同じような相違《そうい》が地方病院間にも存在する。ある病院では床面積は一一〇から一二〇平方フィートあるのに対し、別の病院ではそれぞれ七〇から八〇平方フィートである。

176 看護婦のいるいくつかの海軍病院では、与えられている面積はつぎのようである。

	ベッドひとつ当たり平方フィート
Haslar	七七
Plymouth	七九

177 陸軍病院についてみると

	ベッドひとつ当たり平方フィート
Herbert Hospital, Woolwich	九九
Netley（病人のための病院ではなく、一時的な虚弱者を収容する施設で、虚弱者のうちの四分の一だけがベッドに寝たきりである）	一〇三

178 ごく最近のパリの大病院のうち宗教婦人団体によって看護されているところでは、

	ベッドひとつ当たり平方フィート
Lariboisière	一〇四

179 Vincennes（陸軍）　九〇
目下《もっか》建設中の新しいパリ市民病院〔Hôtel Dieu〕では、患者の一部はロンドンの救貧院病院に収容される人々と実際上同一階級であるが（よく知られているように、パリの病院はロンドンで病院に送り込んでいるような患者ばかりでなく、ロンドンであれば救貧院病院に収容しているような者も受け入れている）、そこではどうであるかをみると、

	ベッドひとつ当たり平方フィート
二六床の病棟	一一〇
六床の病棟	一〇四

（Lariboisière と同じである）

180 以上、経験的に得たものに加えて、私は「ナイチンゲール基金」のもとに看護婦を訓練している病院において、効果的な看護を行なうために必要とされる床面積について特別の調査を行なった。

181 キングズ・カレッジ病院では、よい看護および病棟管理のためには一〇五平方フィートあれば充分であるとわかった。もっとも産科病棟は例外で、もっと広い面積を必要とする。

182 私はすでに旧聖トマス病院の一〇一平方フィートという面積を提示した。

183 新聖トマス病院の設計が考えられていたとき、一時はベッドひとつ当たり一二六平方フィートという数字が提案されたが、切迫《せっぱく》した用地上の理由で一一二平方フィートまで減らす必要が生じた。この数値は私が聞いている範囲では充分であろう。

184 これらの床面積は、いずれも一般病院のためのものであるが、このうちのどれにしても、産科病院な

どの特殊病院用として充分であるかどうかはきわめて疑わしい。

185 熱病病院では、そこで働く職員たち自身のなかから多数の生命が絶えず犠牲《ぎせい》になっている。医師のなかからにせよ看護婦のなかからにせよ、最も価値ある生命が失われない年はほとんどなく、これは彼らが仕事をしなければならないその場所の、構造配置上の欠陥《けっかん》や不良な衛生状態のためなのである。それら欠陥状態のうち最も顕著《けんちょ》なひとつが充分な面積の不足なのである。大規模な熱病病院がどうしても必要なのであれば、看護のためばかりでなく、看護婦の健康と生命の安全度を高めるためにも、ベッドひとつ当たりの床面積を増やさなければならない。＊

＊ ひとつ屋根の下で、多数の熱病患者を治療する場合に、安全のために必要とされる面積は非常に広いが、病人を少数ずつ別々の建物、たとえば小屋などに分けて収容する方法をとれば、もちろん減らすことができる。

186 看護上の配備を病人に適合させるべきで、病人を看護上の配備に適合させてはならないとか、看護婦が熱病にかかることもあるに違いないとかいわれるかもしれない。

187 病人に関するかぎり、まったく正しい。しかし、病院の配備に関するかぎりは、ほとんど正しいとはいえない。

188 労働者を雇用する者はすべて、働く人の健康のために備えをする義務がある。そして病人に必要なものは備えると公言《こうげん》し、看護婦や医師の生命が、彼らの職務を果たす途上で犠牲にされても当然であるとするいき方で病人の面倒をみているような社会は、どんな社会であっても、もはやそれだけで、その社会は病人の世話に備えることを使命としていないということを充分に立証しているのである。

189 なぜならば、あいにくながら、病人の福祉に必要な配備は看護婦の、つまり病人に常時付き添って現実に職務を果たしている看護婦の健康に必要な配備とすっかり同じなのである。

190 しかし看護に必要な床面積の問題を扱うにあたっては、看護を受ける患者の種類の特殊性を考慮《こうりょ》に入れなければならないといわれる。また多くの病院は、大規模な医学校を付属させているという事実を考慮に入れねばならないともいう。患者がすべて重病である病棟では、すべての患者が比較的軽症である病棟よりも多勢の看護スタッフ、したがって、より広い面積が必要になるということもいわれている。

191 こうした意見のなかに明白な真実がいくら含まれているとしても、われわれとしては、患者がいるからそこに看護婦がいるのであり、それは患者Aが重症で患者Bは重症でないなどということが理由ではない、という事実を見失ってはならない。優先されるべき質問は、そもそも患者を収容する救貧院病院は存在すべきかどうか、であり、もしこれが肯定《こうてい》されるとすれば、つぎに、よい看護に必要な条件と看護スタッフとが提供されねばならない。重症の患者が生じたならば、優れた監督ないし婦長がスタッフを有効に使って、それらの病人に付き添いをつけるであろう。コレラなどの重症伝染病発生の場合は別で、その場合は、ほかからの一時的援助が必要となろう。

192 救貧院にいる病人のなかには、かなりの割合で虚弱者や老人がいて、彼らは病院の病人ほどには念の入った看護を必要としているはずはない、といわれてきている。しかしこれは間違《まちが》いである。彼らの多くは「自分ではどうすることもできない患者」「不潔な患者」であり、彼らこそほかの誰よりもいっそう慎重な看護を必要とするのであり、英国本土でも海外でも、老人や虚弱者のためのよい施設のすべてにおいて、そのような看護を受けるべきである。

193 この種の患者を故意《こい》に無視しようともくろんで看護の配備を改善するなどということは、私には想像もできない。しかし、そうした差別が現になされてきているならば、それについて言及《げんきゅう》しておく必要がある。

194 さらにいうならば、どの患者が「急性」で、どれは「衰弱」であるかを、いつも決定できるとはかぎらない。しかし、このことは看護についての前記の言及を変えるものではない。

195 医学校の存在から出てきた論議についていえば、これは看護とは別の問題である。そして国内にしろ国外にしろ、いくつかの病院の実状を見ると、医学校のないところでは看護のためにベッドひとつ当たりに充分な面積がある場合が多いということがわかるであろう。

196 しかし、必要な床面積がどの程度であるかは病棟の構造によって変わってくる。他の問題に関してもそういえるのであるが、この場合も構造が悪いと、必ず非常に高くつく。窓のつけ方が悪くて採光《さいこう》が不充分な病棟、あるいは、看護婦が患者の側に付き添うとどうしても採光を妨げてしまうかたちになるようにベッドが配置されている病棟は、各ベッド上に充分光が採《と》り入れられるようベッドを配置したり、また、それだけのベッド面積をとるようにしなければならない。相対する側に窓を設《もう》けた良い設計の病棟では、床面積は最も経済的に有効に使われる。採光ということと仕事をする空間ということの両方を考慮して、床面積を最良のかたちに割り当てることができるからである。救貧院病院の病棟が幅二四フィートで、ベッド二つごとに窓がひとつあるように建設されているとすると、壁に沿ってのベッド面積は長さにして七フィート六インチでおそらく充分であろう。この場合、ベッドひとつ当たりに九〇平方フィートを提供することになり、一般の病人の場合、この数値をできるだけ落とさないようにすべきである。ただし伝染病や産婦の病棟は別である。すでに述べたように、熱病や出産の患者にとってはこの面積はあまりにも小さすぎる。

197 救貧院の病棟にも他の病棟と同様に、絶対に必要というわけではないが、あれば非常に好ましいというものがいくつかある。そのうちのひとつが二四フィート以上の病棟の幅で、その理由は、幅が広いと病棟の中央に沿って何点かの家具を置く場所ができるし、同時に、ベッドを出ることを許された患者が動き回るのに非常に有用な空間ができるからである。私は幅と面積とがより広いほうがよいというこの考え方がまったく忘れ去られてしまって当然とは思わない。絶対に必要とはいえないまでも、幅をより広くすることが望ましいのである。いったいなぜ、救貧院病院はほかの病院に比べ、こうした事柄においていくらかなりとも改善の歩みからはずされてよいのか、その理由はひとつもない。そして私はよい病院の幅の最小限度は二四フィートで、よい看護をするための最小限度の壁面積は七フィート六インチであるといったが、実のところ、すでに公表した私の考え方、すなわち、わが国の気候においては、ベッドひとつ当たり一〇〇平方フィート以上、壁面積は八フィート以上、あるいはまたベッド間は五フィート以上が、一般患者向けのあるべき数値であるとする私の考え方を固守《こしゅ》したい。現在建設中の二つの大病院、聖トマス病院とパリ市民病院についてもいっておくと、前者では病棟の幅は二八フィート、後者では二九フィートとなっている。

198 もう一度いっておきたい事実であるが、パリ市民病院はパリの他の諸病院と同様に、病院患者のみを受け入れるのではなく、英国でいうところの救貧院患者をも収容しているのである。*

＊前記のような改善は病院に限られるものではないことを示すためにいっておくが、パリの《貧民救済事業本部》は救貧院に収容されるような事例も含めて二〇〇〇人の男女の虚弱者のための新しい施設をつくる案を持っている。その建物の病棟の幅は二六フィート、ベッドひとつ当たりの壁面積は八フィートである。

要約

199 以上に述べてきたなかで、私はたいへん細部にわたって言及したが、それは、貴下の委員会が私にくださった質問に関して信頼に足る決断に到達する前段階として、救貧院病院における効果的な看護と、訓練教育、組織、救貧院管理、および救貧院の建物それぞれとの関連を充分に理解することがぜひとも必要であると思ったからである。そして私は、それらの必要条件の要約をもってこの稿《こう》を終えようと思う。これらの必要条件が満たされなければ、現在救貧院に収容されている貧しい病人の看護を表面的に（つまり「耳に入るところでは約束は守られるが、期待にかなうという意味では約束は破棄《はき》される」という状態）ではなく、実際に改善するにあたっては、いかなる試みをしたところで手間《てま》をかけ費用をかけるだけの価値のない結果に終わるであろう。

200 1　雇用される看護婦は、たまたま優れた者にあたるのでもないかぎり、《訓練を受けた》看護婦でなければ雇《やと》う価値はない。

201 訓練看護婦を監督する訓練を受けたマトロン（監督）が必要である。

202 2　現時点ではロンドン中の救貧院病院に、訓練を受けたマトロンや訓練看護婦を配置することは不可能である。

203 3　それを可能にするひとつの試みとして、首都の最大規模の一救貧院病院の仕事を引き受けるに足るスタッフを訓練することがなされるべきである（この試みにおいては、私は喜んで力の及ぶかぎり援助したい）。

204 4　訓練を受け、かつ組織された看護スタッフ各員は、スタッフの職務のひとつとして、救貧院で働く看護婦を訓練する仕事を引き受けなければならない。その方法の詳細については前述した。

205 5　将来は救貧院病院の管理を救貧院の管理から切り離すことが、成功のための不可欠の条件である。

206 6　マトロン（監督）は、その職務を効果的に遂行するためには、救貧院病院の管理主体に対して、ただひとりで責任をとるべきである。そして看護婦たちは、彼女たちの職務を遂行するためには、そのマトロンただひとりに対して責任をとるべきである。

207 7　ひとつの病院管理当局の下、およびひとりのマトロンの下の病人数が多ければ多いほど（八〇〇ないし一〇〇〇人まで）、経済上も効率のうえでも具合がよい。救貧院病院どうしの合体を考えないとすると、効果的な看護を実施できるような諸条件を確保しようとする試みの途上《とじょう》、莫大《ばくだい》にしてまったく不必要な出費がかさむに違いない。

208 8　看護の効率はかなりの程度、病院の構造および看護業務のために整えられている設備の種類に左右されることが経験的に実証されている。看護の効率をよくするために最も必要であると思われる構造上の配備は、つぎのようである。

a　病棟が大きくなればなるほど、といっても三二床くらいまでであるが、看護スタッフにかかる費用は少なくてすむ。病棟が小さいところに比べて大きいところのほうが、与えられたスタッフにつき、より容易に監督が行なえるからである。

b　マトロンおよび彼女の下に属する看護婦全員は、病院の建物内に宿泊すべきである。

c　リネンの修繕、収納、支給に関する管理責任は、マトロンひとりに任せるべきである。それゆえにマトロンの宿泊室に近いところにリネンの収納と修繕のための部屋が必要である。《患者の衣類や寝具類なども、たぶんマトロンの責任下に置かれるであろう。》

d　各病棟には、しかるべく家具を整えた婦長用の小部屋がなければならない。

e　各病棟にはふつうの洗面所、浴室および便所の設備のほかに、湯と水の出る小さな家事室が必要である。

f　よい看護とよい病棟管理にとって必要なベッドひとつ当たりの床面積は、病棟の形がどうであるかに左右されるであろう。床面積も窓面積も適切にできている病棟に比べ、形が悪くて採光の不充分な病棟では、より広い面積を必要とする。縦横の比率のよくとれた病棟で両側に窓があり、窓と窓の間にベッドを置くのであれば、ベッドひとつ当たりの床面積は九〇平方フィートにまで減らせる。

209
私はよい看護が最善のかたちで行なわれるための規則の類《たぐい》に関しては、何もいわないできた。なぜならば、そうした規則の性質は、その病院が採用している管理の性質しだいで決まるであろうからである。

る。管理の性質が明確に打ち出された時点で、この規則の問題のなかに含まれるべき要点を述べるにあたっては、私は私の力の及ぶかぎり援助を惜《お》しまないつもりである。

フロレンス・ナイチンゲール
ロンドンにて

一八六七年一月一九日

准男爵、医学博士、英国学士院会員トーマス・ワトソン卿閣下

付録　一

見習生として入学を志願する者が記入する書式

氏　名	年　齢	出生地	教育背景	前職業	独身、既婚*、未亡人の区別	既婚ないし未亡人の場合子供の有無、有る場合はその数。	参考事項

*結婚証明書が必要である。

上記に間違いはありません。

署　名＿＿＿＿＿＿＿＿

付録　二

ナイチンゲール基金による病院看護婦訓練に関する規則

1　ナイチンゲール基金委員会は、聖トマス病院当局とともに、病院看護婦として働くことを希望する女性に対して、一年間の訓練を与える制度を設けた。

2　この訓練課程に受け入れられることを希望する女性は、聖トマス病院のマトロンであるウォードローパー夫人あてに申請する。彼女の選考にかなえば、その女性は見習生として病院に受け入れられるはずである。見習生の年齢は二五歳から三五歳が望ましいと考えられている。ウォードローパー夫人のところで入手できる書式にしたがって年齢の証明書および性格についての推薦状が必要であり、併せて診療を受けている医師の氏名と住所とがいる。

3　見習生は病院のマトロンの権限下に属し、病院の規則に従う。

4　見習生各人には、ナイチンゲール基金が費用をもち、病院のなか、ないし近くに独立した寝室が与えられ、またお茶と砂糖を含め食事が支給され、かつ洗濯の世話がなされる。また彼女たちにはユニホーム様式の外衣《がいい》が数着支給されるが、病院内では常時それを身につけていなければならない。彼女たちは病院病棟で看護婦助手として働く。

5　彼女たちはシスターおよび常勤医師の指導を受ける。最初の三ヵ月が終了した時点で（約四ポンド四シリングに相当する外衣に加えて）総額二ポンドを受け、六ヵ月修了時点で二ポンド一〇シリング、九ヵ月修了時点で二ポンド一〇シリング、一二ヵ月後には三ポンドを支給される。

6　見習生として仕事をする期間はまる一年間で、彼女たちはその期間は踏みとどまることを確約したうえで受け入れられる。しかし彼女たちは委員会が承認する理由があれば退校を許可されることもある。不品行がある場合、あるいは職務を果たすだけの力がなかったり、職務を怠《おこた》っているとマトロンの目に見てとれるような場合には、いつでもマトロンによって解雇《かいこ》されうる。見習生たちは訓練期間中に、あるいはその修了時点において適任であると証明されたならば、聖トマス病院の特別看護婦として永久任命を受ける資格がある。委員会はこれまでのところ証明を得た看護婦たちに、通常の別手当および洗濯を含め食事つきの初任給二〇ポンド以上で、聖トマス病院あるいはその他の病院や救貧院病院への就職口を即座に見つけている。教育およびその他の判断根拠をよりどころにして資格があるとみなされる見習生はマトロンや監督になるはずである。

7　一年たった時点で彼女たちの訓練は修了したとみなされ、委員会がそのときどきに提出する条件のもとに病院看護婦として業務に入ることを要求される。

8　見習生の氏名は登録簿にのせられ、そこに彼女たちの品行および資格についての記録がつけられる。この登録簿は毎月の終わりにナイチンゲール基金委員会に提出される。一年たち、指導と訓練の過程を満足な成績で修了したと委員会がみなす見習生は、証明ずみ看護婦として登録簿にのせられ、それに応じて就職先を推薦してもらう。

9　看護婦は委員会を通してのほか、あるいは委員会の認可を得た場合のほかは就職の取り決めをしてはならず、また一ヵ月前に委員会に知らせておくことなしに、いかなる職からも離れることを許されない。委員会は業務に従事している間は看護婦に何らの統制も及ぼさない。

10　委員会は証明看護婦全員に対し、二段階に分けた能力に応じて六ポンドないし四ポンドの心づけを支払う。その看護婦が一定期間満足な成績で業務にあたったとする証明があれば、訓練年に続いての二年目の終わりに半額、まる四年目の終わりに半額というように支払われることになっている。その看護婦は仕事をやめるつもりであると思わせるような理由が委員会の手に入った場合は、第一回の心づけは支払われず、もし支払ってしまった場合は没収され、また四年目終了前に職を退《しりぞ》くのであれば、委員会に払い戻しをしなければならない。

入学時期は洗礼者ヨハネの祭日（六月二四日）およびクリスマス（一二月二五日）である。出願はNewington, Surey, S. の聖トマス病院内ウォードローパー夫人あてに、できれば本人自ら、午前一〇時から一一時までの間になされたい。

付録　二a

入学後一ヵ月を修了した時点で、見習生はつぎのような趣旨の手紙を書くことになる。

契約

ナイチンゲール基金委員会の委員長宛

拝啓

病院看護婦に要求される職務について実際的にわかってまいりました現在、私は、自分が一年間の訓練を修了したならば、公立病院ないし救貧院病院での業務に就《つ》けるであろうこと、またその意志のあることを確信しております。また私は、委員会が私の能力に適しているとみなす地位にあって少なくとも四年間は業務を続けることを約束いたします。今後、私は病院での仕事に身を捧げたいと願っております。さらに、私は最初に委員会の認可を得ることなしには、いかなる雇用契約もいたしません。また委員会に対して所定の予告なしに離職しないことを約束いたします。

敬具

付録　三

「ナイチンゲール基金」による見習生の職務

あなたはつぎのようであらねばならない。

真面目
正直
誠実
信頼に足る
時間を守る

落ちついていて従順
清潔できちんとしている
忍耐強く明るく親切

あなたはつぎのことに熟練してほしい。

1　水疱、火傷、はれもの、外傷などの手当をする。また、罨法《あんぽう》、ハップ剤、小包帯を用いる。
2　外的および内的にヒルを用いる。
3　男性および女性に浣腸を行なう。
4　脱腸帯および子宮病に用いる器具をとり扱う。
5　躯幹《くかん》および四肢《しし》への上手な摩擦《まさつ》法。
6　自分では何もできない患者の扱い。すなわち、移動、着替え、身体の清潔、食事、保温（あるいは冷やす）、褥瘡《じょくそう》の予防と手当、体位変換。

7　包帯する、包帯および巻き包帯をつくる、副木《ふくぼく》に当て物をするなど。
8　患者のベッドを作り、また患者がベッドに寝たままの状態でシーツ類をとり除く。
9　手術に随伴することを要請される。
10　かゆ、くず粉《こ》、卵のフリップ、プディング、飲物類を病人用に調理する。
11　換気ということを理解し、夜も昼と同様に病棟の空気を新鮮に保つ。あらゆる器具類が最高に清潔であるよう心していなければならない。調理に使う器具類と同様、排泄に用いる器具もである。
12　以下の項目について病人を厳密に観察する――排泄物、喀痰《かくたん》、脈拍、皮膚、食欲の状態。精神錯乱あるいは昏睡《こんすい》のような意識の状態。呼吸、睡眠、傷の状態、発疹、膿《のう》形成、食事の影響、刺激物および薬物の影響。
13　加えて回復期患者の扱いについて知っていること。

（訳＝小玉香津子、薄井坦子、田村　真）

付録　四

「ナイチンゲール基金」による見習生の時間表

昼

起　床	朝　食	病　室	正　餐	病　室	課　業	お　茶	病　室	寄宿舎	夕　食	就　寝
午前 6時	6時30分	7時	午後 1時	2時	3時30分 から 5時	5時	6時	8時30分	9時	10時

夜

起　床	お　茶	病　室	寄宿舎	朝　食	病　室	寄宿舎	課　業	正　餐	就　寝	
午後 9時	9時30分	10時	午前 6時	6時30分	7時	10時	11時 から 午後1時	1時	2時	

その筋の命により、平日は病室では午前8時、寄宿舎では午後9時45分に祈禱文が読まれ、
日曜日には見習生は午前11時に教区の教会へ行き礼拝に出席しなければならない。

付録 五　　　　総　評

見習生氏名
所属　　　　月日　　　　186　年
職務の種類

時間厳守																	
平静																	
信頼性																	
身だしなみと清潔																	
病室管理																	
手当																	
外的あるいは内的にヒルを用いる																	
男性および女性の浣腸																	
脱腸帯																	
子宮用器具																	
マッサージ																	
自分では身のまかなえない患者																	
包帯																	
包帯をつくる																	
ベッドメーキング																	
手術の世話をする																	
病人食調理																	
病室の空気を新鮮に保つ																	
器具の清潔																	
回復期患者の管理																	
病人の観察																	

見習期間の道徳上の特性		
まじめ*	正直 { 特に患者からささいな / わいろ* を受けとることに関して	信頼性*
*これらの各欄にはその看護婦の特性を明確に述べる（1年間の，あるいは途中で解雇された場合はそれまでの期間の経験から判断する）。等級をつけて承認できるというものではない。第1の項の怠慢は解雇に通じる。		

および技能

毎月の記入につぎのような段階を用いる。すなわち「優れている」「よい」「普通」「不充分」「ゼロ」				
1. 手当 水泡 火傷 ただれ 創傷 罨法 パップ 小包帯	2. ヒルを用いる 外的に 内的に	3. 浣腸 男性に 女性に	4. 脱腸帯および 子宮用器具の扱い	5. マッサージ 軀幹 四肢
†				

11. 病室の空気を 新鮮に保つ 夜間について 昼間について	12. 器具の清潔 調理用 排泄用	13. 回復期患者 の 管理	14. 病人の観察 排泄物　睡眠 喀出物　傷の状態 脈拍　発疹 皮膚　膿の形成 食欲　食物、刺激物および薬物の影響 精神錯乱、昏睡などの知力の状態　死に近づきつつある徴候 呼吸	総評

† 各項目内の職務のうちその看護婦が卓越して優れている（E）あるいは不充分である（I）ものを記す。

付録　I

見習生の氏名	推選者	その年の職務の種類	1年間の病気による欠勤回数
入学に先だつ最終誕生日後の年齢	見習生がその下につくシスター名	日勤数	日　数
独身か既婚か未亡人か	宗教	夜勤数	時間数
入学年月日			病気の種類

就業期間中の看護婦の個人的特性

	下記の5項目の下に3段階、すなわち「優れている」「普通」「ゼロ」を用いて優秀さあるいは劣っている程度を述べる。				
	1. 時間厳守 特に食事、ぶどう酒および薬物の投与に関して	2. 平　静	3. 信 頼 性	4. 身だしなみと清　潔	5. 病室管理（あるいは秩序）
1月 2月 3月 4月 5月 6月 7月 8月 9月 10月 11月 12月					
*					

つづき

	6. 自分では身のまかなえない患者 移　動 着替え 身体の清潔 食　事 保温あるいは保冷 褥瘡の予防と手当 体位変換	7. 包　帯 包帯をつくる 巻き包帯をつくる 副木に当て布をする等	8. ベッドメーキング シーツ交換をする	9. 手　術の世話をする	10. 病人食調理 か　ゆ くず粉 卵のフリップ プディング 飲物類
1月 2月 3月 4月 5月 6月 7月 8月 9月 10月 11月 12月					
†					

＊ 劣っている場合はどのように欠陥があるかをこの欄に記入する。

解　題

救貧院病院における看護　一八六七年

救貧院とその病院は、英国全土にわたる日常的存在であった。そして、そこには看護がまったくなかった。ほんものの看護婦がいなかったのである。どうすべきか問われたナイチンゲールは、即座につぎのように答えた。ほんものの職業看護婦、つまり訓練を受けた看護婦をほしいといわれてすぐさし向けるわけにはいかない。絶対数が足りないばかりでなく、荒廃したなかへ有能な看護婦をひとりや二人送り込んでも、彼女たちは消耗してしまうだけで損失ばかりである。どこかひとつの救貧院病院を選んで貴重な訓練看護婦を送り込み、そこでよい看護とともに看護婦の教育訓練を行なわせ、順次ほかの病院における不足を満たしていくとよい。

そこでまず、誰がするにしてもこれ以上のことは考えられまいと、いわゆるナイチンゲール方式の看護婦訓練教育が自信をもって解説される。付録により訓練のなかみも示され、それはとりもなおさず、「看護とは」が具体化されたものである。

いまひとつは、よい看護は管理システムや病院設備の問題と切り離しては論じえないという指摘と救貧院病院の場合のとるべき方法についての言及である。看護婦は同じく看護婦である看護部門の長に対してのみ責任を持つという、今では常識的なこの行きかたは、さかのぼるとナイチンゲールの主張のひとつであった。この部分は当論文の四年前に書かれた「病院覚え書」と対照させて読むとわかりやすい。

ナイチンゲールは当時すでに、聖トマス病院看護婦学校の優秀な卒業生アグネス・ジョーンズと一二人の訓練看護婦とを、ウィリアム・ラスボーンの要請に応えてリヴァプールの救貧院に送り出していた。アグネス一行が着々とあげていく成果は、この論文の力強いよりどころであったに違いない。だからこそ自分が述べているのは「意見などではない、事実である」と繰り返すのである。

（小玉香津子）

ビショップとセイマーの解題はつぎのとおりである。

●ビショップによる解題

首都圏救貧院の収容力について考察するために任命された委員会は、救貧院病院の貧しい病人たちの看護の問題について、ナイチンゲール嬢の意見と助言とを求めた。ウィリアム・ラスボーンと親しい間柄にあった関係から救貧法改正の問題に関心を寄せていたこともあり、彼女はこのテーマに熱を入れて取り組んだ。一八六六年から六七年にわたって彼女は、ガルトンとずっと手紙のやりとりをして、ガルトンから情報と示唆と批判とを受けている。この一連の助言からなる論文は、できあがると同時に個人的に印刷されたのであるが、委員会の議長であった王立協会会員医学博士トマス・ワトソン准男爵に直接あてられている。一八六七年二月六日に、彼女はトマス卿からすばらしい感謝状を受け取ったとガルトンに告げている。

論文は独特な調子で始まっている。

「拝　啓

救貧院当局長官によって任命された委員会から貴下を通してお受けした要請、すなわち救貧院病院における貧しい病人のための看護婦の供給と訓練および組織の問題について私の意見を聞かせてほしいという要請に対して、詳しくご返事申し上げるにあたって、私はまず、『看護』という言葉の意味するところに関して、われわれは当然同じ理解をもっていると思いたい。

『看護』という言葉は、ここ一〇年間にその意味を大きく進歩させてきたが、さらにその意味するところは年々ますます進歩しつづけている。

救貧院病院では《大方のところ》看護は今日まで名のみの存在であった、という見解については、私は委員会を信じるし、それに同意もする。」

ナイチンゲール嬢は、当時ディケンズがその小説のなかで攻撃していた救貧院病院のすさまじい状態を、知りつくしていた。看護などといえるものは存在していなかったのである。ナイチンゲール嬢は書いている。「救貧院当局が最近行なった調査のなかで、ある経験豊かな病院管理者を啞然とさせている要点は、その調査で非常に重んじられている個々の事例ではなく（これらの事例もまたたいへん啞然とさせるものではあるが）、最高といわれる救貧院マトロンや最高といわれる救貧院院長、またその他の救貧院の職員たちが、自分たちの任務をどう考えているかを自らの口で（はっきりと）語った見解であったのである。彼らの見解は、（私ひとりだけでなくキリスト教徒全体によって）通常考えられている病院の監督という任務とはほとんど関係のないものであり、それはちょうど鉄道の監督の任務についていだかれるものと同様であったのである。」

ナイチンゲール嬢の努力の結果、当時の一般社会の人たちはだんだんと充分に訓練された看護というものの恩恵に浴しはじめていたのであるが、彼女は貧しい病人たちにもそれと同じものを贈ろうと決意したのであった。彼女の取り組み方は、いつもと変わらず、実際的そのものである。そしてつぎの四つの見出しのもとに、論を進めている。

一、現時点における訓練看護婦の供給源
二、訓練看護婦の供給を促進する方法
三、病院管理と効果的な看護との関係
四、効果的な看護のために必要な病院の構造上の配備

彼女はここで再び、ことを急ぐあまりに自分たちが使える有効な資源を浪費してしまうことの愚《ぐ》を説いているが、それは、一八六五年に書いたインドの病院の看護についての論文のなかでも強調したことであった。

「訓練を受けた看護婦を、彼女がいかに実力があるとはいえ、たったひとり、大きな町の並みの規模の救貧院病院に送り込むのは、一本の針を干し草の束のなかに置くようなもの、あるいは古着に新しい継《つ》ぎを当てるようなものであるといえよう。新しい継《つ》ぎは、ただ古着のほころびを前より大きくするだけであり、しかもそのほころびはすでにかなり大きく、しかもわれわれは、ほころびを増やすために使い捨てできるほど優れた看護婦という大切な存在の貯えをもっているわけではないから、ひとりの看護婦をそここの浜辺に投げ出すこと、つまり孤島におけるロビンソン・クル

ーソーのような目にあわせることは阻止すべきであると私は思う（そして私の力の及ぶ範囲内では常に阻止してきた）。貧しい人々で過密状態にある施設のいくつかは《まさに》孤島なのである。」

彼女は、救貧院で看護婦を新規に集める場合に、ロンドンの病院で採用されていると同じ高い水準を保つことの必要性を強調して、教区連合学校から一四歳ないしは一五歳の少女を募って、女子病棟で看護の基本原理を訓練するようにしてはどうか、と助言している。これらの少女たちは、普通は、家事の訓練を受けたのであったが、看護の訓練生となれば、より高い賃金も得られるだろうし、幸いにして、よい職業に心をひかれるようになるかもしれない、というのであった。彼女は、性格が劣っていて反省することを知らない救貧院の同宿者の女性で、生半可《なまはんか》な訓練しか受けていない者を雇用することで出費を削ろうとするのは、間違った節約の仕方であるとはっきり言ってのけているが、それまでの救貧院ではもっぱらそのような同宿者の女性が看護にあたっていたのであった。それに加えて彼女は、訓練を受けて充分な技術を身につけている看護婦も、それぞれに生計をもって働いているのであって、救貧院病院だからといって安い賃金でよいということはいえないと指摘している。「おそらくは、もはやつけ加える必要はないと思うが、看護婦は他の労働者と同様に、市場価値に見合った報酬を受けるべきであって、しかもそれは年々上昇している」。要約のなかで彼女は、自分の所見がたいへん長々しくなったことについて、弁明ではなしに、その当然の理由を述べている。彼女は言う、「以上述べてきたなかで、私はたいへん細部にわたって言及したが、それは、貴下の委員会が私にくださった質問に関して信頼に足る決断に到達する前段階として、救貧院病院における効果的な看護と、訓練教育、組織、救貧院管理、および救貧院の建物それぞれとの関連を充分に理解すべきことがぜひとも必要であると思ったからである」。

●セイマーによる解題

これはフロレンス・ナイチンゲールが救貧院の看護について書いた最初のものである。この文章は当報告書にのせられている他の文書と同じく、上記の特設委員会に寄せられたものであった。ここでいう救貧院は公立の病院であり（非常に大規模な場合が多い）、地方税収入でまかなわれていて、貧しい病人を収容していた。救貧院は英国全土にわたって設けられており、古代の救貧法の規定にのっとって、病気であると健康であるとにかかわらずあらゆる貧民に対処する機構の一部分を占めるものであった。特に小規模な救貧院を除いて全部の救貧院に病院が付設されていたが、このことは「オリバー・ツイスト」(一八三七年出版)の読者なら思い出してもらえるはずである。いわゆる「看護」に関しては救貧院の病院は当時の篤志家《とくしか》の手になる病院に比べて一段と哀れな状態にあった。「看護婦」はほとんど全部がまだ老衰はしていない収容貧民のなかから選ばれたのであって、彼女らが患者に行なう「ケア」などというものは、まるで存在しなかったのである。フロレンス・ナイチンゲールはつぎのような言葉でこのことを激しく指摘している。「救貧院病院では《大方のところ》看護は今日まで名のみの存在であった、という見解については、私は委員会を信じるし、それに同意もする。」

一八六五年に、フロレンス・ナイチンゲールの友人であり協力者であったリヴァプールのウィリアム・ラスボーン氏は、救貧院病院の患者の問題に取り組むことになった。ナイチンゲールに助けられて、彼はナイチンゲール看護婦のひとりであるアグネス・ジョーンズ嬢を得ることができ、アグネス・ジョーンズ嬢は手助けする一二人のやはりナイチンゲール看護婦とともに、リヴァプールの大規模な救貧院病院へ、その看護を改革するためにおもむいた。フロレンス・ナイチンゲールがこの論文を書いたこの時点において、アグネス・ジョーンズ嬢は、すでに二年間近くそのポストを守り続けており、めざましい改善を成し遂げていた。ロンドンにいくつかあった首都圏救貧院の経営を任されている人々も、同じように欠陥に気づいて、同様の改革を起こしてリヴァプールの例に習いたいと切望していた。ここにあげる論文は、この特設委員会からの要請にフロレンス・ナイチンゲールが応えたもので、この種の病院のための看護婦の訓練の計画について提案をしている。この要請は、この二年前にインド当局から出された要請と類似《るいじ》のものである。(インドの病院の看護　一八六五年)

著者が訓練についての提案を概説していくやり方はインドの場合とほとんど同一である。まったく同じ規則と形式とが再び取り上げられており、聖トマス病院で採択された訓練方式が、もう一度細かく説明されている。改革は小規模に開始すべきこと、また建て直しの努力は、最初はひとつの病院に集中させるべきであることを、ここでも熱意をこめて主張している。「現時点では、訓練看護婦からなる完全な一組のスタッフを提供することは不可能であるので」とナイチンゲールは言い、「その他の唯一の開かれた道といえば、どこかひとつの救貧院病院の看護監督（マトロン）のもとにスタッフを完全にそろえる努力をし、このスタッフに他の救貧院病院のための看護婦を訓練する仕事を特別に義務づけるやり方しかない」と言っている。この論文が「インドの病院の看護」と大いに違っている点は、こちらのほうがはるかに細部にわたって言及をしていることである。そして先の著作（「インドの病院の看護」）では全然触れられていない病院管理や病院の設備などについての提案も含めている。というわけで、最初の二章は完全に看護婦に関する問題を扱っているのに対して、つぎの章では病院管理（「病院管理と効果的な看護との関係」）を、第四章では「効果的な看護のために必要とする病院の構造上の配備」と題して、病室の大きさ、温冷水の供給、そのほかさまざまの雑多なことについて、それらが看護婦の仕事にどう影響を及ぼすかをめぐる著者のはっきりとした観点を述べている。彼女はこうした点についてさほどに詳しく言及する理由を、要約のところでつぎのように言っている。「以上述べてきたなかで、私はたいへん細部にわたって言及したが、それは、貴下の委員会が私にくださった質問に関して信頼に足る決断に到達する前段階として、救貧院病院における効果的な看護と、訓練教育、組織、救貧院管理、および救貧院の建物それぞれとの関連を充分に理解することがぜひとも必要であると思ったからである。」

この種の病院は、現在では過去のものとなっている。それでもこの論文は、著者の豊富な解説を読者によっては極端に過ぎると思うかもしれないのだが、書かれて以来の時の推移にもかかわらず、充分研究に値するものである。病院設計と設備との関係や看護職員がスムーズに働けるような病院管理と病院設計との関係などは、一八六七年におけると同様、今日も重要な問題として残っている。しかし、この問題の重要性に最初に注目したという点において、まさにフロレンス・ナイチンゲールの面目は躍如たるものがある。

九、付録 フロレンス・ナイチンゲールの経歴書 一八五一年

1 私の幼少期は病気がちでした。私が生まれたイタリア（フィレンツェ、英名フロレンス）の気候に慣れたあとに移った英国の気候が、私に合わなかったのです。私は他の子供たちの遊びは好きになれませんでした。とはいっても、私のこれまでの生活でいちばん幸せだったのは、六歳のとき療養していた一年間でした。手の力が弱かったため一一歳か一二歳頃まで字を書く練習はしませんでした。それに、みじめなほど内気でした。七歳のとき、女性の家庭教師がきて非常に厳しくしつけられました。彼女は公正で善意の人だったのですが、子供たちを理解できず、私を六週間も続けて黙らせたりしたものでした。反対に姉は甘やかされわがままになりました。

2 一〇歳のとき、母はもう女性家庭教師をおかないことにして、父が自分で私たちの責任を引き受けてくれました。父は私にラテン語、ギリシャ語、数学と、知っていることは何でも教えてくれました。私は最大級の熱心さで習得につとめました。七年間ほど私は、知性を伸ばすこと以外は考えもしませんで

した。そして今でも、人間の知性は努力によってどうなるのだろうかと考えると、まるでキルケ〔ホメロスの『オデュッセイア』にでてくる魔法使い〕が美酒で誘惑しようとしているように、大望が私の前にたちあらわれてくるのです。

3 私は音楽にも強く惹《ひ》かれていました。けれども、神は慈悲深くも私の咽喉をくりかえし傷めて声をとりあげてしまわれました。そんなことがなくて、もし私が歌うことができたならば、他のことに満足を求めたりはしなかったでしょう。音楽は私の想像力と情熱をあまりにも激しくかきたてるので、これこそが真の恵みなのかと思うのです。

4 神はいつも自然に私を導いてくださいます。私に強い印象を残した特別な説教とか状況とかは憶えていません。けれども、子供の頃のことでまず思い浮かぶのは、病人の世話をしたいという願いでした。私の白昼夢は、すべて病院のことばかりで、可能なときにはいつも病院を訪問しました。私はそのことについて誰とも話しあいませんでした。笑われるだけだったでしょうから。でも、神はこの道で仕えよと私をお召しになったと考えました。

5 私の生活は、まったく実用的なものではありませんでしたので、私はここにくるまで自分で自分の髪を結いあげたことはありませんでした。ライ麦と大麦の違いや亜麻布と木綿の違いも知りませんでした。私が一七歳のとき（ロンドンでインフルエンザが流行《はや》った年でした）、家族中に感染がひろがりました。私は、寝込んでしまった一五人の召使いと、母と、家にきていた二人のいとこたちの看病をしなければなりませんでした。手伝ってくれるのは、発病しなかった料理人ただ一人だけでした。でも、まもなく看護婦たちが派遣《はけん》されてきました。インフルエンザは終わりとなって、実際に役立つ私の日々も終わりとなりました。このときの経験と、わが家で亡くなった大切なばあやに付き添った経験以外に、私は実務についたことはありません。

6 同じ年に、私はロンドンで社交界にデビューすることになりました。宮廷に招かれて私たちの社交生活が始まったのです。この頃の生活を振り返ると、心に痛みを覚えない日々はありません。

7 私は、何年もの間、パンを求めて砂漠をさまよい歩きましたが、ひとつも見つけることはできませんでした。それで私は、パンの代わりに石を拾って食べました。非常に飢《う》えていたからです。それからというものは、私の前にその世界のあらゆる栄光が、女性たちにふつう生じてくる名声を博したいとか賞賛を得たいという形をとってあらわれてきました。私はそれを受け容れたのです。私は悪魔を礼賛し、悪魔の贈り物を受け取りました。私は自尊心が高くて賞賛を乞《こ》い求めるようなことはしませんでしたが、私がかちとったものや、悪魔が仕立て上げた自分に満足を感じていました。

8 その後は、私にはもはや大きく飛躍するしかない、そうすべきだという方向しか残されていませんでした。でも、神が守ってくださったのです。結婚という誘惑は私にはありませんでした。社交生活にずっとしばりつけられると考えただけでいやでしたが、そういう結婚しか私にはありえなかったのです。いつかはよい生活ができるようになるという考えを諦めたことは決してありませんでした。ところが、私の母の熱望とか、知性、地位、親戚関係とか、すべてのことを満たす縁談がもたらされました。でも母は、私を結婚に踏み切らせようと強制はしませんでした。私自身といえば、数年間抵抗しながらも心は動いたのですが、それは、さまざまな困難からの安易な逃げでした。結婚すれば、私は好きなことがかなりできたのですから。ところが思わぬ出来事によって、ことは妨げられました。思うに、私が聖堂から身を投げるのを救ってくださったのは神だったと信じております。

9 こうしているあいだも、私は神に仕える道を探しまわることを決して放棄しませんでした。六年前、どこか英国の病院に看護婦として入るというあまり望みのない試みをしました。何年か、あらゆる病院にあたりましたが無駄でした。それだけでなく、この考え自体が母をおびえさせてしまい、私も今は告白しなければなりませんが、母親というものは自分の娘が英国の病院で働くのを好ましく思わないのだ、ということがよくわかったのです。どちらにしても、私が病院に入ることはできなかったのです。

10 その前の年には、私は村の学校に毎日数時間行き、そこで神の御心にかなうと信じることを行なっていました。しかし第一に、何ヵ月かたった頃、私の健康がすぐれず病気になってしまい、母はその原因は訪問のせいだと考えて頻繁《ひんぱん》に行けないようにしてしまいました。そして第二に、私の受けた教育は、その種の教育には向いていなかったのです。私は教えるのが下手《へた》だとわかりました。少しでもよくするにはどうすればよいかわかりませんでしたし、その仕事のまさに大切なこととか、その仕事に対する関心とか、私自身への不安とかが、単なるひまつぶしにやっているのではないかと思う以上に気落ちさせてしまったのです。

11 さらに、私たちはますます社交界での生活をふやしていました。そのシーズンには三ヵ月をロンドンで過ごし、六ヵ月はハンプシャーの田舎の屋敷で過ごしました。ハンプシャーの田舎は、人口は非常にまばらで、公園はあまりにも広く、近くには家もないほどでした。あと三ヵ月は、ダービシャーのもうひとつの屋敷で過ごしました。私たちはいつも仲間たちと一緒で、田舎の家には一〇～一五人が逗留《とうりゅう》していて、私はいつも客間にいればよいと思われていました。私たちの仲間は賢明で知的な紳士たちの非常によい集まりで、ゴシップや品のない冗談の出たことはありません。でも話題は豊富でした。

12 私の食べたたくさんの石のなかに、神はいつも一切れのパンを与えてくださいました。私の母の甥《おい》がいて、彼はほとんど私が育てあげたようなものですが、私の掌中《しょうちゅう》の玉でした。彼は病弱な子でした。学校に行くときには準備をしてやり、休みの日には教えてやりました。後に大学に入ったときも、私は彼の教師でした。彼は、他の点で私に特別な感情を抱いたりはしませんでしたし、私も彼を偶像にしそうだったのですが、神は私の愛情を清らかなままにしてくださいました。私は彼に大きな望みをかけていて、彼は私の希望する方向では成功しなかったのですが、それでよかったのです。神は、彼に対して別の見解をお持ちなのです。

13 神は、私をまったくの一人ぼっちにすることはなさいませんでした。私がこれまでの人生をどれほど後悔し苦しんでいるかを述べることは到底《とうてい》できません。でも、それは、生に向かっての後悔《こうかい》ではなく、死に向かうそれでした。それがますます私を駄目にしたと思います。私は真の道を見出せなかったのです。一度、二度、三度、神のお召しだと考えたことを想いだします。でも、私は信じること浅く、また道を離れてしまいました。それからは一〇倍以上も苦しむことになりました。キリストが洗礼後に受けた誘惑のように、最大の誘惑というものは、いつも私が自分の使命と選択が確かだと思った直後にやってきたようでした。最近は、多くの時間を社交界で、あとは田舎に行き、そんなにしばしばではありませんが、可能なかぎり田舎の学校や夜学校に行くなど、かなり安定した生活を送っています。

14 この二年間というもの、私には神が平安に導いてくださっているように思われるのです。いやむしろ、罪や後悔や古い習慣によって困惑《こんわく》しながらも、神が私にお与えにならない食物を渇望《かつぼう》するように導いてくださっている、そんな神の力のような何かがあるように思えるのです。

15　二年前、驚くべきことに、私の母は、私が二人の友人とエジプトに行くことを承諾《しょうだく》したのです。その帰り道に、思いもかけない方法でカイゼルスウェルトに行くことができました。もし他の友人と一緒であれば、決してこんなことは起こらなかったでしょう。六年前、私はカイゼルスウェルトの報告書を手に入れました。それからというもの、私は常にそこに行きたいと願っていて、時々その機会が手中《しゅちゅう》に入りそうで駄目になっていたのです。このとき、私はもう行けるとは期待しませんでした。姉は、私が行くことは絶対ないと宣言したのですが、思いもかけない、また自由に語るのをためらうような不思議な事情の鎖《くさり》によって、私に道が開かれたのです。姉が病気にかかりやすい体質で、カールスバートに転地するように指示されたことがひとつの理由でしたが、私をひどく落ち込ませた大きな失望がもうひとつの理由でした。やさしい母は、私に償《つぐな》いをするために、私のエジプト行きを気持ちよく承諾《しょうだく》したのでした。

16　パリのディアコニッセ修道会を、三年前ローマからの帰りに訪問しましたが、滞在することはできませんでした。

17　私は、いつも貧しい人々の家を訪問することにしていました。でもそれは、とても満足のいくものではありませんでした。あらゆる祝福を受けている者と思って私を見る彼らに（ああ、彼らはちっともわかっていなかった）、耐えることを説くのは見当違いなことに思われて、いつも立ち止まっていました。私は、彼らのように、彼らとともに生活したいと願い、そうすれば本当に彼らの役に立てるかもしれないと考えました。でも、馬車に乗って彼らを訪問しお金を与えることは、兄弟たちと同じようにされたキリストの教えとはあまりにも違います。

18 神は、私の知らなかった方法で私を導いてくださいます。神の教えに反した私を、神は決して見捨てられません。神から受けた恩恵について、私はこの短い時間にとても言い尽くせません。けれども私は今、私をこの地に連れてきてくださったことにたいして、神をたたえることができます。

（訳＝薄井　坦子）

一八五一年七月二四日

解題

フロレンス・ナイチンゲールの経歴書　一八五一年

この経歴書は、ナイチンゲールが一八五一年七月から十月までの三ヵ月間カイゼルスウェルト学園で訓練を受けるにあたって提出した、いわば志願票に相当するものである。私たちはこれを一九七七年の夏に入手した。その年、私たちは『ナイチンゲール著作集 全三巻』の完成を記念して「ナイチンゲールの史跡を訪ねる旅」を組み、カイゼルスウェルト学園を訪問して完成本を贈呈したのであったが、そのとき、ディアコニッセの Anna Sticker さんから小冊子 “FLORENCE NIGHTINGALE CURRICULUM VITAE with Informations about Florence Nightingale and Kaiserswerth by Anna Sticker（一九六五年）” をいただいたのである。つまり、私たちが膨大なナイチンゲール文献の編集翻訳に取り組んでいたときには入手していなかったものなのである。

Anna Sticker さんによると、カイゼルスウェルト学園とナイチンゲールとの間に根強くあったしこり、それは、ナイチンゲールが宗教を切り離した看護教育を開始したことから生じたものであったが、宗教を信じる者のなかからディアコニッセ志願者を得ることは不可能となり、時代の流れがナイチンゲールの先見の明を教えてくれたということであった。なお、カイゼルスウェルト学園では、創始者テオドール・フリードナー牧師の生誕一五〇周年を記念して先進的な病院が建設されていて、その病院は「ナイチンゲール病院」と命名されていた。

ところで、ナイチンゲールが長いあいだ続いた家族との軋轢《あつれき》を断ち切って看護の仕事に踏み切る前に、カイゼルスウェルト学園で訓練を受けたことは、世界中でよく知られていることである。そしてナイチンゲールとカイゼルスウェルト学園との出会いや、その後のしこりについてもよく語られている。しかし、この経歴書の存在については意外に知られていないのではないかと思われる。

当時ナイチンゲールは三一歳になっていて、自らに課された使命は病人の世話をすることにあると思いを定めていた。そのためには実地の訓練が必要であると考えつづけ、一八四五年に英国の病院で訓練を受ける計画を立て、実行に移そうとしたのであるが、当時、そのような計画はとうてい家族の理解の得られることではなかった。失意のどん底にあった彼女は、翌一八四六年にカイゼルスウェルト学園の年報を入手して読みふけり、しだいに英国の病院では果たせなかった計画がカイゼルスウェルト学園ならば可能ではないかとの思いが募《つの》り、ついに一八五〇年七月に初回訪問を果たしたのである。その時の滞在は二週間で、フリードナー牧師夫妻やディアコニッセたちと過ごした後に、フリードナー牧師に請われて「カイゼルスウェルト学園によせて」と題した報告書をまとめて送っている。

これは後に匿名《とくめい》で出版された（ナイチンゲール著作集第一巻に収録）。

以上のようなプロセスを経て念願の訓練を受ける機会が得られたのである。自己を語ることを好まなかったナイチンゲールが、看護婦としての訓練を志願するにあたってどのように経歴をまとめているかは、大いに関心をそそられるであろう。

内容は、まず温暖なイタリアと寒さの厳しい英国という自然的環境から受けた影響について述べ、遊びや学びを通しての人間形成という社会的環境の特徴に触れている。その間の大きな出来事としては、六歳のときの一年間の療養という事実、一七歳頃まで知性を伸ばすことに熱中していたという事実に注目させられる。六歳という自己の脳が指令を発して全身を動かすことのできる発達段階において、日常生活を規制され他人の世話を受けねばならなかった長い月日の体験は、後の病人の世話につながる大きな実体験となったであろう。また、一九世紀に花開いた諸科学や芸術等の豊かな文化を享受《きょうじゅ》できる環境で、ひたすらそれらに熱中した事実は、感じ考える能力を育み、その裏面の社会的実態をも知る立場にあって、遭遇《そうぐう》するさまざまな事象の内部構造や社会的連関を理解する力として蓄えられていったことであろう。社交界にデビューした後は、結婚や家族や仕事とのつながりにおいてしだいに自己の生き方への問いとなり、満たされなかった心の飢えが、一途にカイゼルスウェルト学園へと傾斜させたようである。この経歴書では、そのようなナイチンゲールの心のうちを比喩《ひゆ》的に述べて、神への感謝の言葉で締めくくっていることに心を動かされた。

ナイチンゲールに関する一次資料は、公開された文書のほか、日記、手紙、メモなど膨大な量が保存されていて、それらを駆使した伝記が書かれ、翻訳もされている。エドワード・クックやウーダム・スミスによる伝記をあわせ読んでみると、ナイチンゲールにとって、三ヵ月間のカイゼルスウェルト学園での生活は、自己の生き方を自ら決定する生き方へと転換する大きなきっかけとなったことが理解されよう。

（薄井　坦子）

出典（原典）の標示

本書には、フロレンス・ナイチンゲールの著作のうち、とくに看護を主題とする小論九篇を撰んで収録する。

ナイチンゲールの著作の題名のなかには、たいへん長々しくて区別するに煩わしいものが多いので、本書ではそれぞれに略題を付し、解説・解題・注などにおいてはその略題を用いることにした。

この略題を付すにあたっては、W・J・ビショップの左記の書で採用されている略題の訳を用いることを原則とした。

Bishop, William J. and Sue Goldie. A Bio-bibliography of Florence Nightingale. London : Dawsons of Pall Mall, 1962.

なお、本書の目次および各篇のタイトルには、略題と本題とが並記されているので参照されたい。

本書に用いたテキストおよび校合本は、つぎのとおりである。

一、病人の看護　一八八二年

Nursing the Sick. An Article from a Dictionary of Medicine edited by Sir Richard Quain, Bart., M. D. 1882. (In) Selected Writings of Florence Nightingale. Compiled by Lucy Ridgely Seymer. New York : Macmillan Company, 1954. を用いた。

大英博物館蔵の
Training of nurses and nursing the sick. By Florence Nightingale. Reprinted from the 'Dictionary of Medicine' edited by Dr. Quain. (At end) : London : Printed by Spottiswoode and Co., 1882. と校合したが、異同はほとんどない。
この大英博物館版は私家版である。なお、セイマー版は、
A dictionary of medicine, including general pathology, general therapeutics, hygiene, and the diseases peculiar to women and children. By various writers. Edited by Richard Quain, M. D., F. R. S. London : Longmans, Green and Co., 1882. からとったものである。

二、病人の看護と健康を守る看護　一八九三年
Sick-Nursing and Health-Nursing. A paper read at the Chicago Exhibition, 1893. (Published as "Woman's Mission"). (In) Selected Writings of Florence Nightingale. Compiled by Lucy Ridgely Seymer. New York : Macmillan Company, 1954. を用いた。
なお、このセイマー版は、
Woman's Mission : a series of congress papers on the philanthropic work of women by eminent writers. Arranged and edited, with a preface and notes, by the Baroness Burdett-Coutts. London : Sampson Low, Marston and Company, 1893. pp. 184-205. からとったものである。

三、病院監督から貴婦人委員会への季刊報告　一八五三-四

Florence Nightingale at Harley Street ; Her Reports to the Governors of her Nursing Home 1853-4 with an introduction by Sir Harry Verney. London : J. M. Dent & Sons, 1970. を用いた。

四、貧しい病人のための看護　一八七六年

Metropolitan and National Nursing Association for Providing Trained Nurses for the Sick Poor. On trained nursing for the sick poor, by Florence Nightingale. A Letter addressed to The Times of Good Friday, April 14, 1876. London : Printed Cull & Son, Houghton Street. Strand, W. C. 1876. を用いた。

セイマー版の

On Trained Nursing for the Sick Poor ; A Pamphlet (Reprinted from the Times of April 14, 1876) (In) Selected Writings of Florence Nightingale Compiled by Lucy Ridgely Seymer. New York ; Macmillan Company, 1954. と校合したが、異同はほとんどない。

なお、このセイマー版は、一八八一年の私家版である、

On trained nursing for the sick poor by Florence Nightingale. London : Printed by Spottiswoode and Co., New Street Square. 1881. からとったものである。

五、病院と患者　一八八〇年

大英博物館蔵の

Hospitals and patients. Signed at end 'Florence Nightingale'. Proof, (1880). を用いた。

なお、これはNineteenth Century誌の一八八〇年九月号に掲載されるため活字に組まれた校正刷であるが、何らかの事情で掲載されなかったもので、今日ではこの校正刷一枚しか残されていない。

六、看護婦の訓練　一八八二年

Nurses, Training of. An article from a Dictionary of Medicine edited by Sir Richard Quain, Bart., M. D. 1882. (In) Selected Writings of Florence Nightingale. Compiled by Lucy Ridgely Seymer. New York : Macmillan Company, 1954. を用いた。

大英博物館蔵の

Training of nurses and nursing the sick. By Florence Nightingale. Reprinted from the 'Dictionary of Medicine' edited by Dr. Quain. (At end) : London : Printed by Spottiswoode and Co., 1882. と校合したが、異同はほとんどない。

この大英博物館版は私家版である。なお、セイマー版は、

A dictionary of medicine, including general pathology, general therapeutics, hygiene, and the diseases peculiar to women and children. By various writers. Edited by Richard Quain, M. D., F. R. S. London : Longmans, Green and Co., 1882. からとったものである。

七、町や村での健康教育　一八九四年

Health Teaching in Towns and Villages ; Rural Hygiene. 1894. (In) Selected Writings of Florence Nightingale. Compiled by Lucy Ridgely Seymer. New York : Macmillan

Company, 1954. を用いた。

大英博物館蔵の私家版、

Health teaching in towns and villages. Rural hygiene. By Florence Nightingale. London : Spottiswoode and Co., New Street Square, 1894. と校合した。両版の間に異同はほとんどない。

なお、セイマー版は、

The official report of the Central Conference of Women Workers, held at Leeds on November 7th, 8th, 9th and 10th, 1893. Arranged by the Central Conference Council in conjunction with the Leeds Ladies' union of Workers among Women and Children. Leeds : Fred. R. Spark and Son, City Printing Works, Cookridge Street, 1894. pp. 46-60.

からとったものである。

八、救貧院病院における看護　一八六七年

Suggestions on the Subject of Providing, Training, and Organizing Nurses for the Sick Poor in Workhouse Infirmaries. Being Paper No. XVI (pp. 64-79) in the Government Report of the Committee Appointed to Consider the Cubic Space of Metropolitan Workhouses ; with papers submitted to the Committee. (1867). (In) Selected Writings of Florence Nightingale. Compiled by Lucy Ridgely Seymer. New York : Macmillan Company, 1954. を用いた。

大英博物館蔵の
Suggestions on the Subject of Providing, Traning, and Organizing Nurses for the Sick Poor in Workhouse Infirmaries. (privately printed as pamphlet). No imprint. (1867). と校合した。

セイマー版は英国政府刊行物からとっており、大英博物館版はその私家版であるが、両版の間に異同はほとんどない。

九、〔付録〕ナイチンゲールの経歴書　一八五一年

Curriculum Vitae. (in) Florence Nightingale Curriculum Vitae with Informations (sic) about Florence Nightingale and Kaiserswerth by Anna Sticker. Düsseldorf-Kaiserswerth : Verlage der Diakonissenanstalt, 1957. を用いた。

看護小論集

2003年1月20日　第1版第1刷発行©
2011年8月28日　第1版第4刷発行

訳　者　薄　井　坦　子
代　表　小　玉　香津子

発行者　小　南　吉　彦
東京都新宿区早稲田鶴巻町514
印　刷　中央印刷株式会社
製　本　誠製本株式会社

発行所　東京都新宿区早稲田鶴巻町514　株式会社　現　代　社
電話　03(3203)5061　振替　00150-3-68248

*落丁本・乱丁本はお取り替えいたします

ISBN 978-4-87474-106-1　C 3047